L'ŒUVRE MÉDICO-CHIRURGICAL

Dr CRITZMAN, Directeur

Monographies Cliniques

SUR

les Questions Nouvelles

en Médecine
en Chirurgie, en Biologie

N° 36

(publié le 1er décembre 1902)

LA MÉDICATION PHOSPHORÉE

envisagée

au point de vue des échanges nutritifs de l'organisme

(ÉTUDE CRITIQUE ET EXPÉRIMENTALE)

PAR MM.

A. GILBERT et S. POST...

PROFESSEUR DE THÉRAPEUTIQUE
A LA FACULTÉ DE PARIS
MÉDECIN DE L'HOPITAL BROUSSAIS

OCTE...
BE I...

PRINCIPALES PUBLICATIONS PERIODIQUES

MÉDICO-CHIRURGICALES & BIOLOGIQUES

de la librairie Masson & Cie

Bulletin de l'Académie de médecine, publié par M. le secrétaire perpétuel et M. le secrétaire annuel, paraissant le dimanche de chaque semaine et donnant le compte rendu de la séance précédente. Paris, 15 fr. Départ., 18 fr. Union postale. 20 fr.

Annales de Dermatologie et Syphiligraphie, publiées par MM. les Drs Ernest Besnier, A. Doyon, A. Brocq, A. Fournier, Hallopeau, G. Thibierge, paraissant par cahiers mensuels d'environ 5 feuilles avec figures et planches. Paris, 30 fr. Départements et Union postale. . . . . . . 32 fr.

Annales de l'Institut Pasteur, fondées sous le patronage de Pasteur, par M. Duclaux, directeur de l'Institut Pasteur, assisté d'un comité de rédaction composé de MM. Chamberland, Grancher, Metchnikoff, Nocard, Roux; paraissant le 25 de chaque mois avec planches hors texte. Paris, 18 fr. Départements et Union postale . . . 20 fr.

Annales des maladies de l'oreille, du larynx, du nez et du pharynx, fondées par MM. Isambert, Krishaber, Ladreit de la Charrière, publiées par A. Gouguenheim et Lermoyez. Paraissant par cahiers in-8° mensuels. Paris, 12 fr. Départements, 14 fr. Union postale. . . . . 15 fr.

Annales médico-psychologiques. Journal de l'anatomie, de la pathologie et de la physiologie du système nerveux, destiné à recueillir tous les documents relatifs à l'aliénation mentale et à la médecine légale des aliénés, publié par le Dr Ritti, paraissant par cahiers in-8° mensuels. Paris, 20 fr. Départements, 23 fr. Union postale . 25 fr.

Archives d'anatomie microscopique publiées sous la direction de MM. Balbiani et Ranvier, professeurs au Collège de France. Secrétaire de la rédaction : Henneguy. Paraissant en 4 fascicules in-8° d'environ 150 pages avec planches en noir et en couleurs. Paris et Départements 36 fr. Union postale. . . . . 38 fr.

Archives de Médecine expérimentale et d'Anatomie pathologique, fondées par J.-M. Charcot, publiées par MM. Grancher, Joffroy, Lépine. Secrétaire de la rédaction : R. Wurtz. Paraissant tous les deux mois par cahiers in-8° avec planches en noir et en couleurs. Paris, 24 fr. Départements, 25 fr. Union postale. . . . 26 fr.

Archives de Physiologie normale et pathologique, fondées par Brown-Séquard, publiées par MM. Bouchard, Chauveau, Marey, avec le concours de MM. d'Arsonval, Charrin, Dastre, François-Franck. Secrétaire de la rédaction : E. Gley. Paraissant tous les 3 mois. Paris, 24 fr. Départements, 25 fr. Union postale. . . . 26 fr.

Archives des Sciences médicales, publiées sous la direction de MM. T. Jonnesco, V. Babès, N. Kalindero. Rédacteur en chef : Dr Critzman. Paraissant tous les 2 mois par cahiers in-8° avec planches en noir et en couleurs et figures. Paris, 26 fr. Départements. 28 fr. Union postale . . . 30 fr.

Gazette hebdomadaire de médecine et de chirurgie, dirigée par les Drs L. Lereboullet, Ch. Achard, A. Broca. Deux éditions par semaine. Paris et Départements, 8 fr. Union postale . . . . 11 fr.

Nouvelle Iconographie de la Salpêtrière, fondée par J.-M. Charcot, publiée sous la direction des professeurs Raymond, Joffroy, Fournier, par Paul Richer, Gilles de la Tourette, Albert Londe. Secrétaire de la rédaction : Henry Meige. Paraissant tous les deux mois par fascicules in-8°, avec figures et nombreuses planches hors texte. Paris, 20 fr. Départ., 22 fr. Union postale . 25 fr.

Journal de Pharmacie et de Chimie, par MM. Planchon, Riche, Jungfleisch, Petit, Villejean, Bourquelot et Marty, paraissant le 1er et le 15 de chaque mois. France, 15 fr. Union postale. . . . . . . 17 fr.

Revue d'Hygiène et de Police sanitaire, publiée par M. Vallin, assisté de MM. Bergeron, Grancher, Napias, A. Proust, J. Rochard, Trélat. Secrétaire de la rédaction : A.-J. Martin, paraissant le 20 de chaque mois par cahiers in-8°, avec figures. Paris, 20 fr. Départ., 22 fr. Union postale. 25 fr.

Revue de Gynécologie et de Chirurgie abdominale, publié par S. Pozzi. Secrétaire de la rédaction : F. Jayle, publiée en 6 fascicules de 200 pages avec figures et planches en noir et en couleurs. France, 28 fr. Étranger. . . . . 30 fr.

Revue Neurologique, organe spécial d'analyses des travaux concernant le système nerveux et ses maladies, par MM. Brissaud et Marie. Secrétaire de la rédaction : H. Lamy. Paraissant le 15 et le 30 de chaque mois par cahiers in-8°, avec figures dans le texte. France, 25 fr. Union postale . 27 fr.

Revue d'Orthopédie, publiée sous la direction du Dr Kirmisson, par MM. L. Ollier, A. Dubreuil, Piéchaud, Lannelongue, Poncet, Phocas. Secrétaire de la rédaction : Dr R. Sainton. Paraissant tous les deux mois par fascicules in-8°, avec figures dans le texte. Paris, 12 fr. Départ., 14 fr. Union postale . 15 fr.

Revue des Sciences médicales en France et à l'Étranger, dirigée par le professeur Hayem. Comité de Rédaction : P. Berger, Rendu. Secrétaire : Dr Cartaz. Paraissant tous les trois mois par fascicules in-8° d'environ 500 pages. Paris, 30 fr. Départements, 33 fr. Union postale. . . . 34 fr.

Comptes rendus hebdomadaires de la Société de Biologie, publiés le vendredi de chaque semaine. France, 15 fr. Union postale. . . . . 17 fr.

Bulletin et mémoires de la Société médicale des hôpitaux de Paris, paraissant tous les jeudis dans le format gr. in-8°. France, 12 fr. Union postale . . 15 fr.

L'ŒUVRE MÉDICO-CHIRURGICAL

— N° 36 —

Dr CRITZMAN, Directeur

LA MÉDICATION PHOSPHORÉE

envisagée

au point de vue des échanges nutritifs de l'organisme

(ÉTUDE CRITIQUE ET EXPÉRIMENTALE)

PAR MM.

A. GILBERT
PROFESSEUR DE THÉRAPEUTIQUE
A LA FACULTÉ DE PARIS
MÉDECIN DE L'HOPITAL BROUSSAIS

et

S. POSTERNAK
DOCTEUR EN MÉDECINE
DE LA FACULTÉ DE PARIS

INTRODUCTION

Nous assistons depuis quelques années à une évolution curieuse et, jusqu'à un certain point, inattendue de la médication phosphorée.

Les phosphates minéraux (phosphates de chaux, phosphates alcalins, hypophosphites, etc.), qui ont su résister à la critique expérimentale de savants tels que Weiske et aux nombreux travaux cliniques, plutôt négatifs, publiés de divers côtés, semblent être relégués tout à coup au second plan et remplacés, en grande partie, par les combinaisons organiques du phosphore.

C'est exactement un siècle après l'introduction du phosphate de chaux en thérapeutique (par le citoyen Bonhomme d'Avignon en 1793), que Horbaczewski (1)[1], conduit par ses idées sur les relations entre la leucocytose et l'excrétion de l'acide urique, administra pour la première fois à des malades un médicament phospho-organique, la nucléine.

Ayant observé que l'acide urique se trouve en quantité assez notable dans les urines des leucémiques, ainsi que dans les urines de l'homme normal, après l'ingestion des nucléines, il en conclut que ces matières produisent une augmentation passagère des leucocytes dans la circulation, ce qui équivaudrait à l'exagération de la défense de l'organisme contre les agents morbides.

Guidé par les mêmes considérations, Germain Sée (2) essaya, en 1893, une préparation de nucléine dans quelques cas de pneumonie grave et n'eut qu'à s'en louer : « les effets salutaires de la nucléine se sont montrés en trente-six heures dès le quatrième ou cinquième jour de la maladie ». Chez les tuberculeux au contraire le résultat fut tout différent. « Grâce à la phagocytose provoquée », la nucléine montra une action révélatrice, comparable à celle de la tuberculine. Dans cinq cas de tuberculose larvée, la nucléine décela la nature de la maladie, en faisant apparaître la fièvre et les râles, jusque-là absolument nuls.

Puis vinrent, en 1894-95, les recherches de M. Robin (3) sur les glycérophosphates, le travail de Sandmeyer (4) sur l'absorption de la paranucléine du lait qu'il termine par cette phrase significative : « Il est peut-être indiqué, dans les cas de manque d'acide phosphorique dans l'organisme, de remplacer les phosphates inorganiques, employés jusque-là et dont l'activité est incertaine, par des combinaisons phosphorées organiques naturelles ».

A la même époque, Kossel (5) émit l'idée que les nucléines pourraient peut-être rendre service là où l'on prescrit habituellement les phosphates minéraux. Il s'appuyait surtout sur les expériences de ses élèves Gumlich (6) et Popoff (7) qui avaient démontré l'absorption parfaite des nucléines,

---

1. Les chiffres dans le texte se rapportent aux indications bibliographiques placées à la fin de ce travail.

réputées jusque-là non utilisables par l'organisme, en raison de leur résistance à l'action solubilisante de la pepsine.

Enfin, en 1895-96, parurent les travaux de Danilewski (8) sur le rôle de la lécithine comme excitant de la croissance qui servirent de point de départ à l'introduction de la lécithine en thérapeutique.

C'est alors que l'industrie chimique, prenant la tête du mouvement, commence à apporter sur le marché pharmaceutique de nombreuses préparations organiques du phosphore. Chacune d'elles posséderait des propriétés curatives de premier ordre, à l'exclusion naturellement de toutes les autres.

Ces composés phospho-organiques sont tantôt tirés du monde organisé (lécithines, nucléines, paranucléines, acides nucléiques et paranucléiques), tantôt préparés synthétiquement (acides glycérophosphorique, phospho-mannitique). Ils représentent le plus souvent de simples mélanges des phosphates minéraux avec des farines de toutes provenances ou avec des albuminoïdes isolés. Enfin, on vient même de proposer sous le nom de protyline, un produit de réaction des anhydrides phosphoriques sur l'albumine (9).

Le médecin consciencieux, placé devant cette pléthore de produits pharmaceutiques poursuivant le même but, se trouve quelque peu perplexe. Il a le droit de se demander si les combinaisons organiques du phosphore présentent réellement des avantages par comparaison aux phosphates minéraux divers, dont l'utilité a été souvent contestée, sans doute, mais qui, en tous cas, n'ont jamais nui à personne (*Primum non nocere*).

Et même, si la supériorité des combinaisons phospho-organiques était démontrée, il resterait encore à débattre laquelle des nombreuses préparations organiques proposées aurait la préférence.

La lécithine est-elle équivalente, au point de vue thérapeutique, aux nucléines ou aux acides nucléiques de différentes origines et ne pourrait-on pas remplacer ces produits par l'acide glycérophosphorique, préparé synthétiquement et, par conséquent, plus accessible, ou par l'anhydride phosphorique, combiné artificiellement aux matières albuminoïdes, ou encore par un des nombreux composés organiques de l'acide phosphorique que la chimie a réalisés depuis longtemps (éthers phosphoriques, acides phosphiniques, oxyphosphiniques, etc.)?

A de telles questions, d'une importance indéniable pour le praticien, il est impossible de répondre autrement que par une étude précise des échanges phosphorés de l'organisme.

On prescrit en effet les préparations phosphorées dans les cas où il s'agit d'activer la nutrition phosphorée. On cherche alors soit à enrichir l'organisme malade en phosphore — élément qui entre, comme on sait, dans la constitution des tissus —, soit à n'utiliser que les effets pharmacodynamiques de ces préparations, indépendamment de leur teneur en phosphore.

Ces effets ne sont pas encore bien élucidés, on tend cependant à les considérer comme une exagération des phénomènes qui se passent normalement dans la nutrition phosphorée.

Les progrès réalisés, ces dernières années, par la chimie biologique dans l'étude de la composition intime des tissus ont mis en lumière de nombreux faits de nature à modifier profondément les notions en cours sur la métamorphose phosphorée dans l'économie animale.

L'interprétation de ces faits laisse souvent beaucoup à désirer. Ils sont consignés dans des recueils pour la plupart inaccessibles au grand public médical. Il nous a paru intéressant de les réunir dans une étude d'ensemble et de les coordonner de manière à faire ressortir les enseignements qu'ils comportent.

En publiant ces notes, qui résument la plus grande partie des travaux consacrés à ce sujet et nos propres recherches en partie encore inédites, nous espérons faire œuvre utile pour tous ceux qui s'intéressent aux questions de la nutrition phosphorée de l'organisme à l'état physiologique et pathologique.

I

Fonctions principales du phosphore alimentaire. Teneur de l'organisme en phosphore au cours de son évolution. Déperdition du phosphore comme corollaire de la vie.

De tous les éléments dits inorganiques le phosphore, après le calcium, est le plus largement représenté dans le monde organisé. On le trouve en grande quantité dans les cendres de toute cellule, de tout tissu et de tout organe d'origine animale ou végétale.

Le spermatozoïde et l'ovule dont la réunion précède le plus souvent l'évolution d'un organisme nouveau ne font pas exception à la règle générale.

Ces cellules sont très riches en phosphore chez tous les animaux étudiés à ce point de vue. Chez les amphibies, les poissons et surtout chez les oiseaux la réserve phosphorée est très notable et suffit pour le développement complet de l'embryon. Chez les mammifères, par contre, la quantité absolue de phosphore dans l'œuf fécondé est infime et l'embryon puise directement dans l'organisme maternel le phosphore dont il a besoin au cours de son développement.

Le tableau suivant, composé par nous, d'après les analyses de M. Michel (10), effectuées sur les fœtus de différents âges, incinérés en entier, donne une idée assez précise de la richesse du produit de gestation humaine en acide phosphorique au cours de son évolution.

Age du fœtus.	Son poids.	Acide phosphorique contenu dans ses cendres.	Acide phosphorique en pour cent de son poids
3-4	125 gr. 80	0,616	0,49
5	445 —	2,862	0,64
6	672 —	5,598	0,84
7	1024 —	8,077	0,79
A terme	3335 —	42,768	1,28

L'acide phosphorique contenu dans les cendres augmente donc parallèlement au poids du fœtus, un peu plus vite cependant, ce qui est dû évidemment au progrès de l'ossification. L'accroissement de l'acide phosphorique dans les deux derniers mois de la grossesse est très rapide et dépasse 0 gr. 5 par jour. Quelle cause d'épuisement phosphoré pour l'organisme maternel! Au moment de la naissance, un enfant bien développé contient déjà plus de 40 grammes d'acide phosphorique.

Camerer (11) n'en a trouvé que 20 gr. 49 et 29 gr. 65; les enfants qu'il a incinérés étaient, il est vrai, mal développés et né pesaient que 2 616 et 2 455 grammes.

Pour évaluer la richesse en phosphore de l'organisme adulte nous sommes obligés d'avoir recours à des appréciations approximatives. Les nombres pour les systèmes osseux, musculaire et nerveux sont empruntés à l'ouvrage classique de C. v. Voit (12). Les autres sont calculés d'après des analyses publiées des organes et leur poids moyen.

Organes.	Acide phosphorique contenu dans les cendres.	
Système osseux	1400	grammes.
— musculaire	130	—
— nerveux	12	—
Foie (70)	10,5	—
Poumons (71)	5,5	—
Sang complet (72)	4,0	—
Rate (70)	2,0	—
Reins (73)	0,3	—

Si l'on ajoute encore l'acide phosphorique contenu dans la peau et dans ses annexes, dans le tube digestif et dans les glandes, on peut apprécier la teneur en acide phosphorique d'un adulte moyen à 1 600 grammes environ.

Pendant la période de croissance qui est à peu près de vingt ans, l'homme retient, comme on voit, plus de trois livres d'acide phosphorique, soit près de 75 grammes, en moyenne, par an et plus de 0,2 par jour. 87,5 p. 100 du phosphore total de l'organisme sont déposés dans le squelette et 12,5 p. 100 seulement, environ 200 grammes d'acide phosphorique, entrent dans la constitution des parties molles.

Le système musculaire contient, à lui seul, plus de 65 p. 100 du phosphore des parties molles et, en chiffres absolus, onze fois plus que le système nerveux. Le foie présente presque autant de phosphore que l'axe cérébro-spinal et deux fois et demie plus que le sang, les éléments figurés y compris.

On néglige trop souvent ces rapports, lorsqu'on envisage le rôle physiologique du phosphore, et c'est à tort que l'on attribue au système nerveux une importance *prépondérante* dans les échanges phosphorés de l'organisme. Nous aurons l'occasion d'y revenir.

Comme l'organisme est incapable de créer le phosphore de toutes pièces, il faut considérer comme certain que ce métalloïde y est introduit du dehors avec les aliments et retenu au cours de la croissance.

La première fonction du phosphore alimentaire est donc de *contribuer à*

la constitution des tissus et des organes pendant l'évolution de l'organisme.
Le principe : *sans phosphore point de croissance,* s'applique aussi bien aux
plantes qu'aux animaux et semble être généralement accepté à l'heure
actuelle.

Mais ce n'est pas là la seule fonction du phosphore alimentaire.

Chaque animal, les herbivores exceptés [1], élimine journellement, même
à l'époque de croissance, où les besoins en phosphore sont surtout impé-
rieux, une certaine quantité d'acide phosphorique par les urines.

On indique comme valeur moyenne d'élimination en vingt-quatre heures
0 gr. 035 d'acide phosphorique par kilogramme d'homme. Le coefficient
est plus grand chez l'enfant et chez les animaux de petite taille, chez lesquels les échanges phosphorés semblent être beaucoup plus intenses :
c'est ainsi qu'on a trouvé chez le chien 0 gr. 065, pour le chat 0 gr. 11 par
kilo et par jour.

Cette élimination *n'est pas sous la dépendance du phosphore introduit par
les aliments.*

Le jeûneur professionnel Succi, étudié par Luciani (14), a perdu par ses
urines, en trente jours d'abstention complète de tout aliment, 36 grammes
d'acide phosphorique. Le jeûneur Cetti, surveillé par Munk (15), a rejeté,
en dix jours de régime exclusivement aqueux, 24 gr. 72 d'acide phosphorique ; son émule Breithaupt, en six jours, 12 gr. 82. Le docteur
Keller (16), dans une expérience personnelle, en a dosé 8 gr. 7 dans ses
urines de quatre jours d'inanition absolue.

Les animaux de laboratoire, privés d'aliments, se comportent de même.
Dans l'expérience classique de Bidder et Schmidt (17), une chatte de
2 464 grammes a éliminé, en dix-huit jours, 3 gr. 692 d'acide phosphorique ; un chien de Zuelzer (18) de 7 kilogrammes en a perdu, en dix jours,
5 gr. 1 ; trois lapins de Schulz et Mainzer (19) — respectivement 3 gr. 37,
3 gr. 41 et 3 gr. 64.

Le processus de cette élimination et sa signification physiologique ne
nous sont pas exactement connus. La seule chose qu'on puisse affirmer,
en l'état actuel de la science, c'est que la désassimilation du phosphore
représente *un corollaire nécessaire des phénomènes vitaux* et dépend probablement de fonctions multiples.

1. L'urine des herbivores est très pauvre en phosphore, et, le plus souvent, elle
n'en contient point (mouton, cheval, etc.). C'est dans les matières fécales qu'on retrouve
la plus grande partie du phosphore qui résulte des échanges phosphorés chez ces
animaux et même celui qu'on leur injecte sous la peau sous forme de sels solubles.
[Comp. les expériences de Bergmann sur le mouton (13)].

L'adaptation de l'intestin des herbivores à l'élimination des phosphates n'est pas
due à l'incapacité fonctionnelle du rein ; elle est attribuable à l'alcalinité des urines
et à la richesse des aliments des herbivores en chaux et en magnésie. Tout l'acide
phosphorique éliminé se trouve sous forme de sels alcalino-terreux qui sont insolubles,
lorsque le milieu est alcalin.

En nourrissant un mouton, une chèvre, un lapin avec de la viande, avec du lait ou
avec d'autres aliments dits acides (C. v. Voit) ou en privant ces animaux de toute
nourriture pendant quelque temps, on rend leur urine acide et l'on assiste à une
récupération par le rein de sa fonction éliminatrice des phosphates. Un lapin en inanition excrète par ses urines 0 gr. 18 d'acide phosphorique environ par kilo et par
jour : cinq fois plus que l'homme.

A l'état normal, la perte journalière de l'organisme en phosphore est couverte par les combinaisons phosphorées des aliments. Si l'on fournit à un animal une nourriture pauvre en phosphore ou si on le prive complètement d'aliments, on ne tarde pas à reconnaître qu'il perd des quantités notables d'acide phosphorique, provenant de ses propres tissus, au même titre que du carbone, de l'azote, de l'hydrogène et du soufre, jusqu'à ce qu'il ait liquidé toutes ses réserves disponibles. A ce moment survient la mort.

La déphosphorisation de l'organisme entre pour une large part dans ce résultat, ainsi que l'ont prouvé Weiske (20) et Forster (21).

Ce dernier auteur, en effet, a nourri des chiens exclusivement avec de la viande privée, par une macération prolongée dans l'eau distillée, de ses matières salines solubles, riches, comme on sait, en phosphore.

Un de ces chiens, d'un poids de 24 kgr. 17, élimina en trente-trois jours, en plus de l'azote et de l'acide phosphorique introduits avec la viande macérée, 24 grammes d'acide phosphorique et 60 grammes d'azote qui provenaient évidemment de ses propres réserves. Un autre chien de 30 kilogrammes perdit, en vingt-quatre jours, 29 gr. 8 d'acide phosphorique et 29 gr. 8 d'azote.

Bien que la perte en azote ne soit pas très considérable, — elle est parfaitement compatible avec l'existence — ces chiens étaient arrivés à la fin de l'expérience dans un état pitoyable : ils offraient un abattement très profond et refusaient toute nourriture.

D'après Forster, les animaux nourris de cette façon meurent, en général, plus vite que ceux qui sont soumis à l'inanition complète.

Nous avons vu plus haut que le phosphore alimentaire contribue à la constitution des organes et des tissus pendant la croissance. Après ce qui précède, on n'hésitera pas à admettre qu'il lui revient encore une deuxième fonction fondamentale dans la nutrition, celle de *couvrir les pertes journalières de l'organisme en phosphore.*

II

État statique du phosphore dans l'organisme.

Pendant assez longtemps, on admit que le phosphore se trouve dans le corps à l'état de sels minéraux. Comme on l'avait découvert sous cette dernière forme dans les cendres des os et des parties molles, on pensait, et cela surtout sous l'influence des travaux de Liebig sur le rôle important des phosphates inorganiques dans la nutrition des plantes, que ces sels sont préformés dans tous les tissus et organes, ainsi que dans les aliments. C'est à cette idée, et à *elle seule*, que nous devons l'introduction des phosphates minéraux en thérapeutique.

Or, rien n'est moins exact que cette conception. L'acide phosphorique étant le dernier terme de la combustion du phosphore, le fait d'avoir trouvé des phosphates dans les cendres ne peut donner aucune indication sur la nature des combinaisons phosphorées dans l'organe ou dans le tissu soumis à la combustion. C'est l'analyse immédiate seule, conduite avec toutes les précautions en usage pour ne pas détruire les combinaisons préexistantes, qui peut nous fournir des renseignements sur ce point.

Eh bien, si cette analyse a réussi à démontrer la préexistence des phosphates de chaux et de magnésie dans le squelette où ils sont déposés principalement à l'état de matière inerte, en vue d'un rôle purement mécanique, elle a, au contraire, permis d'isoler des parties molles une longue série de combinaisons organiques du phosphore dont la liste est loin d'être close.

Nous essayerons de résumer, aussi brièvement que possible, tout ce que nous savons sur cette question. La connaissance précise de l'état statique du phosphore dans l'organisme doit précéder l'étude des échanges phosphorés.

Nous diviserons les matières phospho-organiques isolées de l'organisme animal en deux groupes : *A*. Graisses phosphorées ou matières solubles dans l'alcool ou l'éther; *B*. Matières qui restent dans le résidu de l'extraction éthéro-alcoolique.

A. — *Graisses phosphorées.*

Lécithines. — Découvertes par Gobley (22), en 1846, dans le jaune d'œuf de la poule, les lécithines furent successivement isolées par cet observateur du cerveau, des nerfs périphériques, des œufs de toutes les espèces animales étudiées. Depuis, on les a retrouvées dans toutes les cellules d'origine animale et végétale sans exception.

Nous devons nos connaissances sur la constitution chimique des lécithines aux recherches de Gobley, qui a trouvé l'acide glycérophosphorique et les acides gras parmi les produits de décomposition de ces corps, et de Strecker (23), qui a isolé des mêmes produits la choline.

On considère actuellement les lécithines comme des glycérophosphates de choline, dans lesquels les deux oxydriles libres de la glycérine sont remplacés par les radicaux des acides stéarique, palmitique et oléique. De là la possibilité de différentes lécithines.

Il s'en faut de beaucoup qu'il soit démontré que cette constitution appartienne à toutes les lécithines d'origines diverses.

Dans l'ovolécithine le rapport de l'azote et du phosphore est de 1 : 1. Or, comme Thudichum l'a montré, la matière que l'on obtient à la place de la lécithine, en partant de la bile, présente un rapport Az : P = 4 : 1.

Les relations semblent être encore plus compliquées dans la bile des animaux polaires, laquelle a fait l'objet d'une étude récente de la part de Hammarsten (24). Ce sont des exemples bien faits pour nous prévenir des généralisations hâtives.

Protagon. — Le protagon fut décrit, pour la première fois, par Liebreich (25), en 1865, dans le cerveau, comme matière cristallisée, possédant la formule $C^{116}H^{241}Az^4PO^2$, contenant 1,2 p. 100 de phosphore, soluble dans l'alcool à 45° à chaud, peu soluble dans l'alcool à froid et insoluble dans l'éther froid.

On n'a pas tardé à retrouver cette matière dans la rate (Hoppe-Seyler), dans les stromas des globules rouges, dans les spermatozoïdes (Kossel et Freytag) (26), dans les leucocytes (Lilienfeld) (27).

Outre les produits de décomposition des lécithines, le protagon donnerait encore, par hydrolyse, une substance de nature glucosidoïde, la cérébrine $C^7H^{140}Az^2O^{13}$.

Malgré ces détails qui sembleraient donner une certitude à l'individualité chimique du protagon, ce corps, isolé du cerveau, est un mélange d'au moins seize substances différentes dont la découverte, l'étude et l'identification partielle appartiennent à Thudichum [1].

Nous serions entraînés trop loin, si nous voulions résumer ici les recherches remarquables à plus d'un égard de cet auteur qui ont révolutionné toutes les idées en cours sur la chimie du système nerveux. Nous dirons seulement que Thudichum a démontré que le phosphore ne se trouve pas dans le cerveau uniquement en groupement glycérophosphorique, combiné, sous forme de lécithine, avec les acides gras et la choline. On y trouve des matières phosphorées ne donnant pas naissance, par hydrolyse, à l'acide glycérophosphorique (sphingomyéline), ne contenant même pas d'azote (acide lipophosphorique, butophosphorique). Les matières qui présentent de l'azote et du phosphore dans le rapport 1 : 1, comme la lécithine, y sont nombreuses (képhaline, paramyéline, myéline), mais à côté d'elles on trouve des graisses phosphorées dont le rapport Az : P est égal à 2 : 1 (amidomyéline, amidoképhaline, sphingomyéline, apomyéline) et à 2 : 2 (assurine), et, enfin, des matières contenant, à côté du phosphore, du soufre (cérébrosulphatides).

Parmi les graisses phosphorées qui forment la presque totalité de la matière sèche du cerveau, la chimie biologique n'a su reconnaître pendant bien longtemps que la lécithine et le protagon, substratum matériel vraiment insuffisant, vu la complexité et la délicatesse des fonctions du système nerveux central. C'est là où réside l'importance des travaux de Thudichum.

Jécorine. — Isolée du foie par Drechsel (28), en 1886, la jécorine doit être rangée parmi les phosphatides-sulphatides de Thudichum. Elle contient non seulement 3,5 p. 100 de phosphore, mais aussi 1,4 p. 100 de soufre. Elle est soluble dans l'éther, mais insoluble dans l'alcool absolu.

Les graisses phosphorées contenant du soufre furent isolées également de la rate (Baldi) (29) et du plasma sanguin (Jacobsen) (30).

B. — *Matières phospho-organiques du résidu de l'extraction éthéro-alcoolique des tissus.*

Acide inosique. — L'acide inosique fut isolé par Liebig (31), en 1847, des muscles des bovidés et retrouvé également dans la chair du lapin, du chat,

<hr>

1. J.-L.-W. Thudichum, *Die chemische Konstitution des Gehirnes des Menschen und der Thiere*, Tübingen, 1901.

du canard et du poulet. Le sel de baryte cristallise en tablettes brillantes. Haiser (32), qui a soumis l'acide à une étude approfondie, lui attribue la formule $C^{10}H^{13}Az^4PO^8$. Par hydrolyse, on obtient à ses dépens l'hypoxanthine, les acides trioxyvalérique et phosphorique. Les muscles en sont assez pauvres. La quantité la plus grande fut isolée des muscles du canard, notamment 0,26 p. 100 d'inosate de baryte.

Acide phosphocarnique. — Moins bien défini que le précédent, l'acide phosphocarnique fut décrit pour la première fois, en 1893, par Siegfried (33), qui le retira des muscles. On l'isole, par le chlorure de fer à chaud, des extraits aqueux, débarrassés de matières albuminoïdes et des combinaisons phosphorées précipitables par la chaux.

L'acide phosphocarnique, que l'on désigne encore sous le nom générique de *nucléone*, se décomposerait, par hydrolyse, en donnant naissance aux acides phosphorique, carbonique, paralactique, succinique et carnique ($C^{10}Az^3O^5H^5$) et, enfin, à une matière sucrée réductrice. Une substance analogue fut isolée par le même auteur et par ses élèves de différents laits.

La nature définie de l'acide phosphocarnique fut mise en doute par Kutscher (34) et les raisons invoquées par cet auteur nous semblent très judicieuses.

Nucléines. — Le premier représentant de ce groupe important de matières phospho-organiques fut découvert par Miescher (35), en 1869, dans le résidu pepsique des globules du pus. Des matières analogues furent isolées bientôt par Plosz (36) des stromas nucléés des globules rouges d'oie, par Hoppe-Seyler (37) de la levure, par Miescher (38) des spermatozoïdes du saumon, par Kossel (39) et par ses élèves de tous les organes, et cellules examinés.

Les nucléines, comme leur nom l'indique, entreraient tout spécialement dans la constitution des noyaux cellulaires et représenteraient des combinaisons d'albuminoïdes et des groupements phospho-organiques « prosthétiques » (Kossel) que l'on désigne, depuis Altmann (40), sous le nom d'*acides nucléiques.*

Bien que constitués, en dehors du phosphore, par le carbone, l'azote, l'hydrogène et l'oxygène, les acides nucléiques ne possèdent aucune des réactions des albuminoïdes et donnent naissance, par hydrolyse, comme l'ont montré Kossel et ses élèves, aux dérivés de la purine : adénine, hypoxanthine, guanine, xanthine, thymine et cytosine, bases en rapport étroit avec l'acide urique, et à des matières réductrices. On ne trouve pas ces bases parmi les produits de décomposition des albuminoïdes. Il s'agit donc d'un groupe de matières azotées complètement distinct de ces derniers.

Les acides nucléiques, isolés des différentes cellules, contiennent plus de 9 p. 100 de phosphore, mais ne sont pas identiques entre eux. On n'a jamais pu obtenir deux préparations d'acide nucléique de même composition, en partant de la même matière première, lorsqu'on a modifié plus ou moins la méthode de travail [1].

---

1. Parmi des exemples nombreux nous citerons celui de l'acide salmonucléique, le mieux étudié jusqu'ici. Miescher (38) trouva la formule $C^{29}H^{40}Az^9P^3O^{22}$; Schmiedeberg

Quelques considérations d'ordres chimique et biologique s'opposent catégoriquement à la tendance des auteurs à concevoir les nucléines, comme des individualités chimiques.

Miescher et ses partisans se représentent la constitution d'un noyau cellulaire ou d'une cellule entière, privée de ses matières grasses, sous forme d'une combinaison saline définie entre un albuminoïde basique et une nucléine acide. Les têtes des spermatozoïdes du saumon ne seraient, d'après eux, chimiquement parlant, qu'un salmonucléate de protamine, les leucocytes qu'une nucléohistone, etc.

Il nous paraît évident que, si une telle constitution chimique cadrait bien avec la conception de la cellule professée par Schwann — vésicule remplie de liquide albumineux —, elle ne s'adapterait nullement aux idées modernes sur l'*organisation* du protoplasma.

La différenciation morphologique d'une cellule n'est pas poussée assez loin pour qu'on puisse expliquer ses fonctions diverses et très complexes par des variations de la forme d'une même matière définie. Il est, d'ailleurs, difficile de trouver un exemple de changement de forme dans les productions biologiques sans modifications concomitantes de la composition du tissu. Si l'on veut rattacher chaque fonction du protoplasma à un substratum matériel approprié, il est nécessaire de reculer la limite de l'organisation du côté du domaine moléculaire. Il en résulte qu'à l'encontre des substances, étudiées par le chimiste, le protoplasma n'est pas constitué par des particules identiques au point de vue chimique, mais par un ensemble d'unités fort dissemblables, reliées entre elles suivant des lois qui sont encore à trouver [1].

Si les manipulations chimiques nous fournissent, aux dépens d'un tissu quelconque, une préparation de nucléate qui représente, à elle seule, la presque totalité de la matière sèche des cellules qui le composent, cela ne prouve pas que ces dernières soient constituées par une seule individualité chimique, mais seulement que nos méthodes de travail sont encore trop imparfaites pour aborder une étude aussi complexe et difficile que celle de la matière vivante.

Les acides nucléiques précipitent les albuminoïdes en milieu acide, en donnant naissance à des substances rappelant par leurs propriétés physiques les nucléines et on a voulu voir dans ce fait un argument en faveur de la nature saline des nucléines. Mais cette précipitation, comme l'a montré tout récemment l'un de nous, n'a pas les caractères d'une réaction chimique et rappelle la précipitation des albuminoïdes ou d'autres colloïdes

---

(41) $C^{40}H^{54}Az^{14}P^4O^{16}$. Et encore ce dernier auteur, pour plier les analyses de ses diverses préparations à sa formule, fut-il obligé d'avoir recours à des artifices de calcul qui n'étaient pas toujours d'accord avec les exigences de la chimie.

Le même procédé peu rigoureux a permis à M. Herlant (42), de démontrer l'identité de l'acide nucléique isolé du thymus du veau avec celui des spermatozoïdes du saumon, aux différents stades de leur maturité; identité d'autant plus surprenante que l'hémoglobine ou la caséine du lait, albuminoïdes dont l'infériorité biologique comparativement aux substances composant les noyaux cellulaires ne sera niée par personne, se montrent différentes, même chez les espèces très rapprochées.

1. Comp. S. Posternak, *Annales de l'Institut Pasteur*, t. XV, 1901, p. 579-580.

par les sels, les gommes ou celle de la gélatine par la silice, mentionnée déjà par Graham.

En résumé, bien que nous envisagions les nucléines et les acides nucléiques comme des mélanges d'individualités chimiques très nombreuses et plus ou moins analogues, nous reconnaissons, cependant, la très grande importance des travaux sur ces substances, puisqu'ils ont établi, à l'encontre de l'opinion généralement admise avant 1870, l'existence dans l'organisme, en dehors des albuminoïdes, d'autres matières azotées d'une constitution toute différente. En outre, ils ont démontré que ces matières contiennent de l'acide phosphorique en combinaison organique.

Notons, enfin, que trois acides nucléiques ont été isolés jusqu'ici de l'organisme animal : les acides thymonucléique (43) (du thymus), salmonucléique (38) (des spermatozoïdes du saumon) et guanilique (44) (du pancréas). L'acide myconucléique (40) fut extrait de la levure de bière et l'acide triticonucléique (45) des embryons du froment.

Paranucléines ou pseudonucléines. — On distingue actuellement des nucléines, dites encore *nucléines vraies*, les para- ou pseudonucléines contenant aussi du phosphore en combinaison organique et donnant également des résidus pepsiques insolubles, mais ne présentant pas parmi leurs produits de décomposition, de bases puriques, ainsi que l'a indiqué Kossel [1]. On a supposé, par analogie avec les nucléines vraies, l'existence d'un acide paranucléique combiné avec des albuminoïdes dans les paranucléines.

En effet, Altmann (40) réussit à extraire un pareil acide de la paranucléine du jaune d'œuf (acide vitellique). Salkowski (46) vient d'isoler tout récemment de la caséine du lait de vache un autre représentant de ce groupe.

Les paranucléines n'ont été constatées que rarement dans les tissus, ce qui est peut-être dû à la difficulté de les séparer des nucléines vraies. Lilienfeld (27) a signalé leur présence dans les extraits aqueux du thymus.

On rencontre surtout les paranucléines dans les lieux de dépôt des réserves, comme dans les œufs des oiseaux et des poissons [ichtuline de Walter (47)] ou dans les sécrétions destinées à l'alimentation des petits (lait).

Les acides paranucléiques présentent le type d'une matière phosphorée nutritive et, comme il n'y a aucune raison de leur attribuer une organisation semblable à celle du protoplasma, rien ne s'opposerait, *à priori*, à les supposer constitués par une seule substance définie.

Telles sont les combinaisons phospho-organiques isolées jusqu'ici de l'organisme animal. Pour compléter notre étude sur l'état statique du phosphore dans l'organisme, nous montrerons par quelques exemples pris dans la littérature, comment ces différentes substances sont distribuées dans certaines cellules et tissus.

---

1. *Verh. d. Berl. physiol. Gesel.*, 30 januar 1891 ; 14 oct. 1893. Un produit phospho-organique naturel, ne présentant pas de chaînons xanthiques, doit par cela même être exclu du groupe de nucléines vraies.

Cerveau. — D'après les analyses de Baumstark (48), on trouve dans 100 gr. de chacune des deux substances, blanche et grise, les chiffres suivants :

	Substance blanche.	Substance grise.
Phosphore du protagon en pour cent du phosphore total	6,5	3,7
Phosphore du protagon en pour cent de l'extrait éthéré	78,0	76
Phosphore du protagon en pour cent de la nucléine.	2,4	1,6
	86,9	81,3

On a donc pu isoler, en moyenne, 84 p. 100 du phosphore total du cerveau sous forme organique. Ces nombres ne présentent que des minima, les méthodes n'étant pas quantitatives.

Leucocytes. — Ils contiennent, d'après Lilienfeld, 11,49 p. 100 de matière sèche avec 3,01 p. 100 de phosphore dont : la leuconucléine avec 2,30, la lécithine 0,29 ; en tout, 86 p. 100 du phosphore total sous forme organique. Le phosphore du protagon et de la paranucléine n'entre pas dans ce calcul.

Spermatozoïdes du saumon. — On calcule, d'après le travail de Schmiedeberg (49) :

Phosphore total de la matière sèche	6,071 p. 100
— sous forme de graisses phosphorées	0,207 —
— — d'acide nucléique	5,430 —

c'est-à-dire 92,85 p. 100 du phosphore total à l'état organique.

Le reste du phosphore serait, d'après Schmiedeberg, également sous forme de nucléate acide de protamine.

Les muscles contiennent aussi de grandes quantités de phosphore en combinaison organique dont l'étude sera plus à sa place dans le chapitre que nous consacrerons au phosphore des aliments.

Valenciennes et Fremy (50) et plus tard Astaschevsky (51) ont isolé de l'extrait alcoolique du muscle une quantité de phosphate acide de potasse qui ne paraît pas avoir été notable. On doit le considérer, ainsi que le même sel retiré des leucocytes par Lilienfeld (27), comme une contribution de ces tissus et de ces cellules à la formation de l'urine.

Cet aperçu rapide nous permet de conclure que la plus grande partie du phosphore, contenu dans les parties molles, est constituée par des combinaisons phospho-organiques plus ou moins définies et que les phosphates minéraux y sont très rares.

Dans le squelette, au contraire, ce sont les phosphates minéraux qui prédominent.

La quantité de phosphore en combinaison organique, faisant partie des éléments cellulaires et organiques des os, ne doit pas dépasser 11 grammes d'acide phosphorique, si l'on se base sur les analyses de l'osséine publiées par Paquelin et Jolly (52).

Munis de ces renseignements, nous pouvons reprendre utilement l'étude proprement dite des échanges phosphorés.

III

Indépendance relative des échanges phosphorés et azotés.

Chez l'homme normal, en équilibre de ses échanges, le total du phosphore éliminé par les urines et les matières fécales, en vingt-quatre heures, représente la quantité de cet élément introduit pendant le même laps de temps avec les aliments. Le taux des phosphates éliminés par la sueur est minime, comme l'avait montré Favre, en 1852 (53).

Si le phosphore est introduit dans l'organisme en excès, c'est seulement dans des conditions très favorables (pendant la croissance ou après des pertes exagérées) qu'une quantité plus ou moins grande de ce métalloïde est retenue par l'adulte. Le reste est éliminé, comme on le sait déjà, depuis les recherches de Bischoff (54), après avoir subi des modifications qui seront précisées plus loin.

Les matières azotées se comportant de même dans l'économie animale, on avait admis que la perte de l'organisme en phosphore était intimement liée à la désassimilation des albuminoïdes, d'où la supposition que le rapport entre l'acide phosphorique et l'azote éliminés présentait une constante fixe.

On avait l'impression que c'était un même tissu, une même substance, contenant, à la fois, de l'azote et du phosphore, qui se décomposait dans l'organisme pendant la vie.

La conception des nucléines, sortie bientôt des études histochimiques, semblait correspondre parfaitement aux idées en cours sur la métamorphose du phosphore.

Nous aurons l'occasion de montrer bientôt que les matières alimentaires par excellence ne contiennent que peu de nucléines et que la plus grande partie de leur phosphore est indépendante des albuminoïdes.

Aujourd'hui, nous nous appliquerons à prouver que le rapport de l'azote et de l'acide phosphorique éliminés et retenus par l'organisme est loin d'être constant et dépend d'une série de facteurs qui n'ont souvent rien de commun avec les échanges azotés.

Le rapport de l'azote à l'acide phosphorique ($Az : P^2O^5$) dans l'urine des vingt-quatre heures dépend tout d'abord de la proportion de ces éléments dans les aliments.

Bischoff (54) le trouva en moyenne égal à 8,1 chez un animal nourri exclusivement avec de la viande, à 3,8 chez le même animal, lorsqu'on remplaça la viande par le pain.

Zuelzer (18) constata un rapport de 3,7 chez un chien nourri avec de la pomme de terre cuite et de 4,6 chez un autre, auquel on n'avait donné que de la matière cérébrale :

Le rapport $Az : P^2O^5$ dépend, d'autre part, du coefficient d'utilisation du phosphore des aliments qui est, comme on sait, variable suivant la nature de ces derniers. Tandis que, par exemple, 92 à 94 p. 100 du phosphore total de la viande ingérée sont absorbés et utilisés par l'organisme, 24 p. 100 du phosphore du pain se retrouvent dans les matières fécales.

Sur 100 parties du phosphore contenu dans le lait de vache, 46,72 sont rejetées par les fèces de l'enfant, 10,83 p. 100 seulement du phosphore ingéré se retrouvent dans les matières fécales de l'enfant allaité par sa mère.

Mais le coefficient d'utilisation et, par conséquent, le rapport Az : P^2O^5 n'est pas toujours constant pour un aliment donné. Il varie encore suivant l'individu en expérience et suivant les conditions dans lesquelles cet individu est placé.

Au cours des recherches que nous poursuivons depuis bientôt deux ans, sur l'acide anhydro-oxyméthylène-diphosphorique, nouveau principe phospho-organique, isolé par l'un de nous des produits végétaux, nous avons eu l'occasion d'examiner de nombreux malades soumis au régime lacté et prenant exactement trois litres de lait par jour. Nous avons été d'autant plus frappés par les variations dans l'élimination relative de l'azote et de l'acide phosphorique qu'on les avait observés souvent dans des séries faites le même jour, avec du lait tout à fait identique par conséquent. Nous communiquons dans le tableau ci-dessous quelques-unes de nos observations qui se rapportent aux troisième et quatrième jour du régime lacté.

DATE	AGE ET SEXE DES MALADES	URINES DE 24 HEURES			$\dfrac{Az}{P^2O^5}$	DIAGNOSTIC
		Volume.	Azote total.	P^2O^5 total		
26 mars 1902...	26 ans. F.	1745	15,53	3,35	4,67	Surmenage.
27 mai 1902...	44 — H.	2090	14,43	1,69	8,52	Tuberculose pulmonaire sans troubles digestifs.
28 mai 1902...	—	1940	15,13	1,67	9,07	
27 mai 1902...	49 — —	1300	14,17	1,73	8,20	Diabète et tuberculose pulmonaire.
28 mai 1902...	—	960	11,82	1,17	10,10	
18 mars 1903...	27 — F.	1655	12,08	3,64	3,32	Sclérose en plaques.
18 mars 1903...	36 — —	1690	12,25	2,33	5,26	Idem au début.
18 mars 1903...	39 — —	1965	10,61	2,99	3,55	Amyotrophie d'origine musculaire.
20 mars 1903...	31 — —	1460	10,80	2,22	4,87	Ulcère de l'estomac.
27 mars 1903...	42 — —	1875	11,91	2,73	4,33	Maladie de Parkinson.
7 avril 1903...	16 — —	1600	14,24	3,62	3,93	Chlorose.

On voit que le rapport Az : P^2O^5, l'alimentation restant la même, variait dans des limites très larges (entre 3,32 et 10,10) et chez le même malade il était loin d'être constant deux jours consécutifs.

Chez des enfants élevés au sein, Keller (55) nota un rapport Az : P^2O^5 variant entre 4,8 et 11,6, chez l'enfant nourri avec du lait de vache, entre 1,4 et 4,4.

La même variabilité du rapport Az : P^2O^5 dans les urines s'observe chez l'homme privé d'aliments, suivant le jour de l'expérience.

Luciani indique pour le jeûneur Succi le premier jour le rapport 7,1, le

1. D'après les expériences de Blauberg, *Z. f. Biologie*, t. XL, p. 1.

deuxième 5,4, le troisième 6,6, le dixième 5,1, le vingt-huitième 4,3 et le trentième 6,5. Si le phosphore et l'azote éliminés provenaient de la décomposition d'un seul tissu azoté et phosphoré, on ne comprendrait pas l'instabilité du rapport étudié par nous chez le même individu.

D'après Zuelzer (18), le chien en inanition élimine par ses urines l'azote et l'acide phosphorique dans le rapport de 5,7 à 6,4 (moyennes de deux expériences). Par un choix convenable des aliments, insuffisants pour conserver à l'animal l'équilibre de ses échanges, il est possible de faire varier à l'infini le rapport de l'azote et de l'acide phosphorique éliminés en excès par l'urine et provenant, par conséquent, des réserves de l'organisme. Dans une des expériences citées plus haut de Forster, ce rapport était de 1 : 1.

Si l'on cherche, d'un autre côté, à restituer à un animal, après une période d'inanition, les matières de réserve qu'il avait perdues pendant le jeûne, on voit que le rapport entre l'azote et l'acide phosphorique retenus est également inconstant. Il varie encore ici suivant la nature de l'aliment et l'individualité de l'animal en essai.

C'est ainsi que Steinitz (56) observa récemment dans une expérience, où l'on avait donné à un chien de la caséine de lait comme seule matière alimentaire azotée et phosphorée, que le rapport entre l'azote et l'acide phosphorique retenus était égal à 6,15, chez un autre chien à 11,3.

Lorsqu'on remplaça la caséine par une quantité équivalente de vitelline du jaune d'œuf, le rapport tomba à 4,6.

Zadik (57) obtint, avec la vitelline même, le nombre 2,6.

Ensuite, ce dernier auteur réalisa chez le chien, en se servant de l'édestine (albuminoïde isolé des graines de chènevis et exempt de phosphore), une rétention de l'azote avec une perte concomitante de l'acide phosphorique par l'organisme.

Rappelons, enfin, que les influences purement physiologiques, le travail musculaire soutenu, par exemple, augmentent nettement l'élimination de l'acide phosphorique, sans modifier le taux de l'azote excrété. Les travaux d'Engelmann (58), Speck (59), North (60), Preysz (61), Klug et Olsavszky (62) etc., ne laissent plus de doute à ce sujet.

L'ensemble des faits que nous venons d'exposer et dont nous pourrions facilement allonger la liste, démontre suffisamment qu'il existe une indépendance nette entre les échanges phosphorés et azotés, bien qu'ils se passent le plus souvent parallèlement.

Nous nous trouvons ici en présence d'un phénomène analogue à celui qui a lieu lors de la métamorphose des graisses et des hydrates de carbone.

A côté des trois groupes de substances nutritives déjà classées : albumines, graisses et hydrates de carbone, vient se ranger un quatrième non moins intéressant, celui des *matières nutritives phosphorées.*

L'assimilation et la désassimilation de ces dernières s'opèrent, suivant les conditions, d'une façon plus ou moins parfaite, mais, dans tous les cas, indépendamment de la métamorphose des albuminoïdes.

Quant au rapport de l'azote et de l'acide phosphorique dans l'urine, auquel les urologistes de profession, surtout en France, attachent une importance considérable dans le diagnostic des maladies, il est impossible de lui attribuer une valeur quelconque dans l'examen de la nutrition à l'état pathologique, puisqu'il varie déjà très notablement chez l'homme et l'animal à l'état normal, sous l'influence de facteurs divers : nature des aliments, régime suivi, degré du travail musculaire accompli en vingt-quatre heures, etc.

IV

Origine de l'acide phosphorique éliminé par l'organisme. Siège de la désassimilation phosphorée.

Les animaux à jeun ou nourris avec des aliments pauvres en phosphore perdent des quantités assez grandes d'acide phosphorique. On peut se demander quelle est la provenance de cet acide ?

La première idée qui vient à l'esprit est d'attribuer au squelette l'origine de l'acide phosphorique éliminé, étant donnée la richesse des os en phosphates minéraux. Weiske (20), pour s'en assurer, soumit à l'analyse les os correspondants de deux chèvres nourries, pendant une période assez prolongée, l'une d'une façon normale, l'autre avec du fourrage pauvre en phosphore. Il ne trouva aucune différence sensible dans la teneur de ces os en ce métalloïde. Il en conclut que le squelette, du moins chez l'animal adulte, ne prend aucune part dans la désassimilation phosphorée.

Forster (21) aborda la question d'un autre côté. En cherchant à interpréter les nombres qu'il avait obtenus dans ses expériences de nutrition avec de la viande macérée, il remarqua que tout au plus un tiers de l'acide phosphorique perdu par un de ses chiens aurait pu provenir du tissu musculaire et du sang, vu la quantité faible d'azote excrété en même temps. Les deux tiers restants (environ 20 gr.) ne pourraient, d'après lui, avoir d'autre origine que le tissu osseux.

Tel n'est pas l'avis de Zuelzer (18). Si l'interprétation de Forster était exacte, dit-il, on devrait constater, dans les excréta des animaux étudiés, des quantités considérables de chaux. L'acide phosphorique se trouve, en effet, dans les os sous forme de phosphates tricalciques et à l'acide éliminé devrait correspondre une excrétion parallèle de la base.

Or, ni dans l'urine de la chèvre de Weiske, ni dans celle des chiens de Forster, on n'observa de quantités anormales de chaux.

C'est pourquoi Zuelzer tend à admettre que l'acide phosphorique, dans les expériences précitées, provenait des échanges dans les parties molles.

La question en était là, lorsque Munk (15) [1] la soumit, en 1893, à propos de ses recherches sur deux hommes en inanition, à une nouvelle discussion.

Les excrétions de ces deux individus furent étudiées avec beaucoup de soin au point de vue de leur teneur en acide phosphorique, en chaux et en magnésie.

1. Pages 169-171.

Le jeûneur Cetti, l'un des deux sujets examinés, élimina, en dix jours, dans les excréta 26 gr. 21 d'acide phosphorique et 115 grammes d'azote.

En supposant avec Munk que l'azote éliminé provenait uniquement de la destruction du tissu musculaire, on expliquerait seulement l'excrétion de 17 gr. 53 d'acide phosphorique, quantité qui correspond, d'après les analyses connues des muscles, exactement à 115 grammes d'azote. Il fallait donc attribuer aux autres parties du corps l'origine des 8 gr. 81 d'acide phosphorique éliminés par Cetti en trop.

De même, chez Breithaupt, on ne pouvait attribuer que 10 gr. 4 d'acide phosphorique, des 13 gr. 43 éliminés en tout, à la destruction du tissu musculaire.

Si nous passons au bilan des bases alcalino-terreuses, nous voyons qu'à la même période la perte en chaux chez Cetti s'éleva à 4 gr. 08, chez Breithaupt à 1 gr. 18. Cependant, 115 grammes d'azote correspondraient dans les muscles à 0 gr. 272 de chaux, et il nous reste à expliquer la provenance de 3 gr. 81 de chaux éliminés en excès.

Des considérations analogues amènent, dans le cas de Breithaupt, à un excès de 0 gr. 4 de chaux.

En ce qui concerne l'élimination de la magnésie, il était nécessaire d'admettre que 0 gr. 95 de magnésie provenaient chez Cetti d'autres sources que les muscles; chez Breithaupt, par contre, la magnésie éliminée correspondait exactement à la teneur en cette base de l'eau absorbée et des muscles détruits.

Si nous insistons sur ces détails numériques, c'est que Munk se croit autorisé d'en conclure qu'une partie de l'acide phosphorique éliminé par l'organisme en inanition provient du squelette. En faveur de cette opinion plaiderait encore, d'après lui, le rapport interverti de la chaux et de la magnésie dans les urines de Cetti et Breithaupt, l'homme convenablement nourri éliminant plus de magnésie que de chaux.

Qu'il nous soit permis de remarquer que l'argumentation de Munkene nous paraît pas à l'abri de toute critique.

Il n'existe, à notre connaissance, aucune raison probante, en dehors de l'usage invétéré, d'attribuer la perte de l'organisme en azote à la destruction (fonte) du tissu musculaire et de baser tous les calculs sur la teneur de la viande en acide phosphorique, en magnésie et en chaux.

Chez l'animal en inanition, ce ne sont pas seulement les muscles qui diminuent de poids, mais la totalité des parties molles, le cerveau excepté. Parallèlement à la diminution de leur poids, les organes s'appauvrissent en azote, en acide phosphorique, en chaux et en magnésie, éléments présents partout dans l'organisme.

C'est ainsi que Nemser (63) a constaté, par exemple, chez les souris en inanition une diminution de la teneur en acide phosphorique de 28 p. 100 dans le foie, de 23,5 p. 100 dans les reins, de 5,5 dans le tube digestif et ainsi de suite.

Le rapport entre les éléments désassimilés pendant le jeûne ne doit pas nécessairement être le même dans tous les organes. L'indépendance des échanges azotés et phosphorés, que nous avons démontrée plus haut, permet d'expliquer la perte totale de l'acide phosphorique, observée chez Cetti et Breithaupt, sans avoir recours aux phosphates minéraux déposés dans le système osseux. Ceci n'exclut pas, bien entendu, la participation des éléments cellulaires de l'os aux échanges phosphorés.

Dans la totalité des parties molles de l'organisme, il y a certainement beaucoup plus d'acide phosphorique, de chaux et de magnésie, par rapport à l'azote, que dans les muscles seuls.

Cela résulte clairement des nombres que Michel (10) a trouvés pour le fœtus humain dans les premiers stades de son développement.

Age du fœtus.	MATIÈRES MINÉRALES DU FŒTUS ENTIER EN GRAMMES			
	Azote.	Chaux.	Magnésie.	Acide phosphorique.
3-4 mois.................	1,384	0,586	0,034	0,616
5 — ....:	2,657	2,657	0,115	2,862

A cet âge, l'ossification n'est pas encore assez avancée et la teneur relativement grande du fœtus en chaux doit être attribuée presque exclusivement aux tissus mous de l'organisme. On voit, en même temps, que ces tissus contiennent moins de magnésie que de chaux et qu'il est facile d'expliquer l'inversion du rapport, qui existe entre la chaux et la magnésie dans les urines de l'homme en inanition, par une désassimilation de l'ensemble des matières constitutives des parties molles.

D'ailleurs, si les 3 gr. 81 de chaux et les 0,95 de magnésie, éliminés par Cetti en excés, provenaient réellement des phosphates des os, comme le pense Munk, l'acide phosphorique de la même origine serait égale à 4 gr. 33 environ. Le calcul a donné cependant, comme on se le rappelle, 8 gr. 68.

Nous ne trouvons donc dans les considérations de Munk aucun argument décisif pour déclarer les idées de Zuelzer inexactes et pour attribuer aux dépôts inertes de phosphates alcalino-terreux dans le squelette un rôle quelconque dans les échanges d'un animal à jeun.

Nous arrivons, au contraire, à penser avec ce dernier auteur que *le lieu de la désassimilation du phosphore est principalement, sinon exclusivement, dans les parties molles de l'organisme.*

Cette conclusion est d'un intérêt considérable pour la physiologie des échanges phosphorés, en général, puisqu'elle nous permet de déterminer en quoi justement consistent ces échanges.

Il suffirait pour préciser ce point de comparer l'état du phosphore dans les parties molles et dans l'urine.

Le phosphore dans l'urine se présente, comme on sait, à l'état de phosphates inorganiques acides de chaux et de magnésie, de potasse et de soude. Une très faible proportion du phosphore urinaire que Keller (16) évalue, en moyenne, à 0,008 d'acide phosphorique par jour, chez l'enfant, et Oertel (64) à 0,05, chez l'adulte, se présente sous forme organique.

Sotnitschevsky (65) et plus tard M. Lépine (66) ont, en effet, isolé de l'urine normale de l'homme une très petite quantité d'acide glycérophosphorique. Rockwood (67) croit en avoir isolé de l'acide phosphocarnique, mais, pour déceler ce dernier acide, il a dû évaporer 200 litres d'urine.

On peut donc dire que le phosphore dans l'urine se trouve presque exclusivement à l'état minéral.

Dans les tissus, au contraire, la plus grande partie du phosphore, comme on l'a vu précédemment, est en combinaison organique.

Si, malgré cela, l'acide phosphorique devient libre pendant l'acte vital et s'élimine par l'urine sous forme de sels inorganiques, il nous paraît légitime d'admettre que c'est *précisément la décomposition, pendant le fonctionnement des organes, des combinaisons organiques du phosphore contenues dans les tissus qui caractérise les échanges phosphorés* et que les phosphates minéraux de l'urine ne représentent que le dernier produit de la métamorphose du phosphore dans l'organisme.

Ces sels ressembleraient à ce point de vue à l'urée qui représente le produit final des échanges azotés.

La destruction des combinaisons phospho-organiques dans les organes n'est pas une conclusion purement théorique, elle a pu être démontrée expérimentalement dans les muscles, pendant leur contraction. Weyl et Zeitler (68) ont noté, en effet, dès 1882, une augmentation sensible des phosphates minéraux dans les muscles tétanisés du lapin. Macleod (69) a retrouvé le même phénomène, en 1899, chez le chien et a constaté que l'augmentation des phosphates inorganiques se faisait en partie aux dépens de l'acide phosphocarnique.

D'après Weyl et Zeitler, la teneur du muscle en lécithine ne varie pas dans ces conditions.

La décomposition des matières phospho-organiques se fait-elle avec la même intensité dans tous les tissus? L'opinion la plus répandue à cet égard, comme nous l'avons mentionné au commencement de ce travail, est celle du rôle prépondérant du système nerveux dans la désassimilation du phosphore. Ce rôle, de nature hypothétique, fut certainement beaucoup exagéré. Il sert de prétexte à des idées préconçues, d'autant plus difficiles à combattre qu'elles ont l'apparence de s'appuyer sur des observations directes.

Nous les examinerons donc avec plus de détails et exposerons à ce propos quelques-unes de nos propres expériences sur la question.

V

Rôle du système nerveux dans les échanges phosphorés. Influence du travail cérébral et des rapports sexuels sur l'excrétion de l'acide phosphorique.

La notion de l'importance de la désassimilation du phosphore dans le système nerveux, par rapport aux échanges phosphorés du reste de l'organisme, a eu comme point de départ la constatation de la richesse relative du tissu nerveux en phosphore et en graisses phosphorées. On s'était dit que la présence en excès des substances phospho-organiques dans le cerveau et dans la moelle épinière devait avoir une raison et l'on admit que c'étaient surtout ces substances qui se désassimilaient pendant la vie d'un organisme supérieur. Toutes les manifestations vitales de ce dernier ne sont-elles pas dirigées et coordonnées par les centres nerveux?

De là à conclure que le travail intellectuel, les maladies nerveuses et cérébrales, l'excitation du système nerveux font augmenter l'excrétion de l'acide phosphorique, que le sommeil au contraire la diminue, il n'y avait qu'un pas qui fut vite franchi.

Nous trouvons dans la littérature de 1850-1870 de nombreux travaux qui expriment ces idées et cherchent à les prouver par des expériences. Toutefois les difficultés inhérentes aux études des échanges nutritifs ne semblent pas avoir été comprises à cette époque, où on considérait encore, sans doute, l'organisme normal comme une machine à fonctionnement régulier et invariable dans ses échanges.

Nous savons aujourd'hui qu'il ne suffit pas de prendre un individu quelconque et d'examiner ses urines à des périodes définies, pour pouvoir rattacher causalement les différences observées à des facteurs variés mis en œuvre concomitamment.

Le sujet, sur lequel on se propose d'expérimenter, doit être soumis à un régime fixe et observé pendant quelque temps, pour qu'on puisse bien saisir les variations dans les échanges qui lui sont propres et déterminer le bilan de ces derniers.

Pour cela il est indispensable de connaître la composition chimique de la nourriture offerte, surtout ce qu'elle contient exactement des éléments qui intéressent l'expérimentateur. Les mêmes éléments doivent être dosés non seulement dans les urines, mais aussi dans les matières fécales.

Telles n'étaient pas évidemment les conditions, dans lesquelles furent exécutées les expériences déjà anciennes de Breed (74) qui l'ont conduit à penser que l'excrétion de l'acide phosphorique pendant le sommeil est diminuée, ni celles de Mosler (75), de Hammond (76), de Byasson (77), etc. dont on a conclu à une augmentation de cet acide dans les urines, sous l'influence d'un travail cérébral soutenu.

Déjà Mendel (78), en 1872, dans un mémoire qui n'est guère supérieur aux précédents, quant à la méthode, arriva à des résultats différents.

Il observa dans de nombreux cas que l'élimination de l'acide phosphorique fut *plus* considérable la nuit.

Dans les maladies chroniques du cerveau, ainsi que dans les accès d'excitation chez les maniaques et les fous furieux, le taux de l'acide phosphorique fut *inférieur* à celui qu'il trouva chez l'homme normal mis au même régime. Au contraire, après les attaques d'apoplexie et d'épilepsie, l'acide phosphorique fut excrété par les urines en excès.

D'après les recherches de Zuelzer, principal défenseur de l'origine cérébrale d'une grande partie de l'acide phosphorique excrété pendant la vie, l'élimination serait moins considérable la nuit que le jour.

Cependant, Speck (59), en 1882, est arrivé aux mêmes conclusions que, Mendel à propos de l'excrétion nocturne de l'acide phosphorique.

Von Dann (79), de son côté, constata, après une partie d'échecs qui dura six heures, une diminution de l'acide phosphorique dans les urines émises pendant le jeu; la quantité journalière ne présenta pas de modification sensible.

Liebermann (80), en 1891, publia une expérience qui aurait apporté un argument important en faveur de l'hypothèse du rôle considérable joué par le système nerveux dans les échanges phosphorés, si elle avait été faite dans des conditions plus favorables.

Il chercha à se rendre compte de l'influence du coït, commotion nerveuse physiologique des plus intenses, sur les échanges nutritifs.

Malheureusement, il choisit pour cette expérience un cheval, et encore un cheval malade.

Voici le résultat obtenu.

Ration alimentaire : 3 kil. avoine, 6 kil. de foin, eau à volonté.

	Volume.	Acide phosphorique.	Urée.
Urine du jour qui précéda le coït...	3 815	0,095	46,490
— du coït...............	7 950	1,141	86,448

Sous l'influence du coït l'acide phosphorique augmenta donc de 1 100 p. 100, l'urée de près de 90 p. 100.

On conçoit aisément qu'il ne doit pas être facile de faire absorber exactement à un animal de cette taille une ration alimentaire définie et de recueillir avec précision et sans perte l'urine de vingt-quatre heures. De plus, comme les herbivores n'éliminent par le rein qu'une petite partie des phosphates, formés en cours des échanges, l'augmentation de ces sels dans l'urine, le jour du coït, pourrait facilement être attribuée non pas à l'exagération de la désassimilation, mais à la modification passagère, sous l'influence de l'excitation nerveuse, de l'acidité urinaire.

L'urine se chargerait alors d'une quantité plus grande de phosphates alcalino-terreux.

Enfin, pour terminer cette revue, nous mentionnerons l'expérience la plus récente, due à Preysz qui s'est entouré de toutes les précautions nécessaires. Il nota que l'étudiant Olsavszky élimina, pendant un jour de travail cérébral intense, 2 gr. 42 d'acide phosphorique, le jour précédent 2 gr. 42, la moyenne de l'acide phosphorique excrété, dans une période préliminaire, ayant été 2 gr. 456.

Le travail cérébral ne semble donc pas influencer sensiblement la désassimilation de l'acide phosphorique, au moins d'après cette dernière expérience qui compte seule parmi les nombreux travaux contradictoires consacrés à ce sujet.

Au cours des études que nous avons poursuivies sur l'influence de divers composés phosphorés sur la nutrition, l'un de nous s'est mis au régime fixe pendant près de deux mois.

Les aliments introduits, aussi identiques que possible tous les jours furent analysés avec soin au point de vue de leur teneur en azote et en acide phosphorique.

Notre attention étant attirée depuis longtemps sur le rôle du système nerveux dans les échanges phosphorés, nous avons fait quelques constatations non sans intérêt pour la solution du problème que nous étudions dans ce chapitre. Nous les exposerons brièvement.

Dans une première expérience de suralimentation, la ration journalière était composée de 300 grammes de biscottes dont une grande provision fut préparée à l'avance avec la même pâte, de 300 grammes de tranche privée de graisse et d'autres déchets, de 700 cc. de lait stérilisé, de deux œufs d'un poids de 90 grammes environ, de 40 grammes de beurre, de 100 grammes de sucre et de 900 centigrammes de thé léger.

Cette ration contenait 22 gr. 73 d'azote et 3 gr. 68 d'acide phosphorique.

Dans le tableau suivant est résumée la période la plus caractéristique de cette expérience.

N° DU JOUR.	URINE			FÈCES		OBSERVATIONS
	Volume.	P²O⁵ total en grammes.	Azote total	P²O⁵ total en grammes.	Azote total	
1	1425	2,679	18,95			8 heures de sommeil.
2	1640	2,673	18,45			8 — —
3	1265	2,853	19,01			3 — —
4	885	2,840	18,50			11 — —
	1304	2.761	18,73	0,96	1,69	Moyenne de 4 jours.
5	980	2,567	20,14			8 heures de sommeil.
6	1115	2,782	18,63			8 — —

A part quelques variations qui seront notées tout à l'heure, la journée normale du travail fut de quatre heures de manipulations chimiques au laboratoire et de trois heures de lecture. Le troisième jour le sommeil ne fut que de trois heures, la plus grande partie de la nuit ayant été consacrée à la rédaction d'un article. Le quatrième jour, par contre, fut un jour de repos relatif : onze heures de sommeil.

Or, la comparaison des nombres correspondants aux troisième et quatrième jours ne montre pas de différences plus considérables que celles observées les jours précédents.

Le cinquième jour, l'élimination azotée dépassa de 1 gr. 42 la moyenne; on verra bientôt pourquoi.

Le tableau ci-dessous résume une deuxième expérience, exécutée un mois plus tard, de façon à la rendre comparable à la première.

La ration était composée de 300 grammes de biscottes, 300 grammes de tranche, 100 grammes de sucre, 60 grammes de beurre et 1 800 centigrammes de thé léger et contenait 17 gr. 96 d'azote et 2 gr. 43 d'acide phosphorique. Elle était à peine suffisante pour maintenir l'organisme en équilibre de ses échanges.

N° DU JOUR	URINE			FÈCES		OBSERVATIONS
	Volume.	P^2O^5 total. en grammes.	Azote total.	P^2O^3 total. en grammes.	Azote total.	
1	1270	2,115	16,14			8 heures de sommeil.
2	1280	1,715	15,87			3 — —
3	950	2,040	15,50			11 — —
4	1165	2,021	16,43			8 — —
	1166	1,973	15,98	0,683	2,42	Moyenne de 4 jours.
5	1150	1,771	17,25			8 heures de sommeil.
6	1210	1,883	15,81			8 — —

Dans cette expérience, c'est le deuxième jour que le sommeil fut seulement de trois heures, la nuit fut passée à la lecture d'un roman. Le troisième jour correspond à une journée de repos avec sommeil de onze heures.

Cependant, malgré une lecture très prolongée dans la nuit, c'est le deuxième jour que l'élimination de l'acide phosphorique fut la plus faible sans que la diminution fût, d'ailleurs, supérieure aux variations qu'on observe habituellement dans les mêmes séries. Le cinquième jour, on trouva une nouvelle diminution du même ordre avec une augmentation nette, comme dans l'expérience précédente, de l'excrétion azotée qui dépassa la moyenne de 1 gr. 27. Or, le cinquième jour dans les deux séries d'expériences, un nouveau facteur était intervenu : le coït.

Il est permis de conclure de tout ce qui précède que le travail cérébral, même très prolongé, ne se manifeste pas par une augmentation sensible de l'acide phosphorique dans les urines; il en est de même pour les rapports sexuels qui sont accompagnés, en revanche, d'une désassimilation azotée plus intense, dépassant la moyenne, chez l'homme normal, de 1 gramme à 1 gr. 5, en chiffres ronds. Cette augmentation de l'azote excrété, l'acide phosphorique ne s'écartant pas sensiblement des limites normales, nous paraît caractéristique *de l'excitation physiologique du système nerveux* (excitation associée des centres trophiques?).

Nous avons eu l'occasion de la retrouver dans une troisième expérience, où l'azote et l'acide phosphorique éliminés les deux jours précédant le coït étaient de 16 gr. 53 et 16 gr. 39 d'azote, de 1 gr. 870 et 1 gr. 969 d'acide phosphorique, le jour du coït de 17 gr. 40 d'azote et 1 gr. 935 d'acide phosphorique.

Et cependant, la désassimilation du phosphore par les cellules et les tissus est un phénomène trop général pour qu'on puisse le nier en ce qui concerne le système nerveux.

Les faits que nous avons rassemblés dans ce chapitre doivent être interprétés plutôt dans un autre sens.

Les échanges phosphorés dans le cerveau et la moelle ne sont pas prépondérants.

Ces organes participent à la désassimilation phosphorée de l'organisme entier au prorata du phosphore qu'ils contiennent, dans des limites plus ou moins larges, bien entendu. Ne contenant que 6 p. 100 environ du phospore total des parties molles, le système nerveux contribue à l'excrétion urinaire de l'acide phosphorique pour une quantité qui se chiffre seulement par des décigrammes. Une exagération de la désassimilation sous l'influence d'un fonctionnement plus intense et plus prolongé ne pourrait se manifester que dans la même mesure. Or, déjà les variations physiologiques des éliminations d'un jour à l'autre sont plus grandes.

Ces remarques s'appliquent également au foie et aux poumons.

La déminéralisation du parenchyme pulmonaire, invoquée par M. Teissier (71) dans sa thèse sur le diabète phosphaturique pour expliquer la richesse de l'urine de certains tuberculeux en phosphates alcalino-terreux (de 12 à 30 gr. par jour?), ne nous semble pas heureusement choisie comme hypothèse. Car il faudrait admettre que les poumons sont capables de perdre, dans l'espace de vingt-quatre heures, trois fois plus d'acide phosphorique qu'ils n'en contiennent en totalité [1].

Tout différents sont les rapports dans le système musculaire, qui, étant donnée l'énorme quantité de phosphore qu'il contient, fournit certainement plus de la moitié de l'acide phosphorique excrété par l'urine. Rien d'étonnant si, dans ces conditions, on a pu constater, comme nous l'avons indiqué déjà dans un chapitre précédent, une augmentation nette de l'acide phosphorique éliminé par les reins, à la suite d'un travail musculaire prolongé et intense [2].

---

1. D'ailleurs, la phosphaturie dans le sens où en parle M. Teissier n'a jamais été rencontrée, à notre connaissance, depuis qu'on applique au dosage du phosphore des méthodes plus perfectionnées (comp. O. Minkowski, article PHOSPHATURIE, in *Handbuch der Ernährungstherapie und Diätetik. Herausg.*, v. E. v. Leyden, t. II, 1899, p. 549).

Nous avons analysé systématiquement pendant deux mois les urines de tous les tuberculeux entrés dans notre service. Le nombre le plus fort relevé par nous pour l'acide phosphorique fut de 2 gr. 83, chez un malade présentant des cavernes aux deux sommets. Il prenait, d'ailleurs, en dehors du 2ᵉ degré des hôpitaux, 100 gr. de viande crue et un litre de lait. Le plus souvent, le taux de l'acide phosphorique fut au-dessous de 2 gr. par jour (entre 0 gr. 97 et 1 gr. 65).

Dans la tuberculose, comme dans toutes les maladies qui s'accompagnent d'un amaigrissement notable, l'organisme malade se nourrit insuffisamment et désassimile une partie de ses propres réserves phosphorées.

Mais la perte journalière en acide phosphorique, en l'absence des processus destructifs profonds (mortification) des tissus riches en phosphore, ne peut pas être supérieure à celle que l'on observe pendant l'inanition complète. La diminution du poids chez les tuberculeux, même au commencement de la maladie, atteint rarement les chiffres observés chez les jeûneurs Cetti et Breithaupt qui perdaient, en tout et pour tout, en moyenne, le premier 2 gr. 62 et le deuxième 2 gr. 24 d'acide phosphorique par jour.

Notons, en passant, que les tuberculeux rejettent souvent des quantités considérables de phosphore par leurs crachats, comme l'a montré Daremberg (81), en 1876. Cet auteur a dosé dans les cendres de 600 gr. de crachats rendus, en 24 heures, par un phtisique arrivé à la période ulcérative, 1 gr. 30 de phosphate de chaux, dans un autre cas 0 gr. 76. Mais il ne s'agit pas là d'une excrétion des éléments inutiles, formés comme déchets pendant les échanges exagérés, mais, au contraire, d'une déperdition de cellules très précieuses, ayant succombé dans la lutte contre les agents nocifs (microbes et toxines). Le phosphore dans les crachats se trouve, en effet, dans les globules de pus, principalement à l'état de nucléines vraies et de lécithine.

2. Cette explication fut entrevue déjà par Speck et Preysz (*l. c.*).

Les échanges phosphorés étant caractérisés par la désassimilation des matières phospho-organiques des tissus, on comprend facilement la nécessité pour l'organisme de créer au fur et à mesure, aux dépens du phosphore soit alimentaire, soit médicamenteux, des combinaisons phospho-organiques qui lui sont spéciales pour les restituer aux tissus qui en consomment continuellement.

Aux dépens de quelles substances phosphorées se fait normalement cette restitution ou, autrement dit, quel est l'état du phosphore dans les aliments? Quelles sont les modifications que subit le phosphore alimentaire dans l'organisme? La restitution des matières phospho-organiques peut-elle se réaliser au moyen des phosphates minéraux ou de n'importe quel composé organique du phosphore?

Telles sont les questions dont la solution nous donnera une base solide pour la comparaison des produits médicamenteux contenant ce métalloïde.

VI

État du phosphore dans les aliments. Sur un nouveau principe phosphoré d'origine végétale, l'acide anhydro-oxyméthylène-diphosphorique.

C. v. Voit, en résumant les idées courantes sur cette question, écrivait en 1881 :

« Le phosphore se trouve principalement dans les ingesta, comme dans les excréta, à l'état de matières minérales, notamment sous forme d'acide phosphorique combiné aux alcalis et aux terres alcalines. Ce n'est que dans la lécithine et les nucléines qu'il se présente en combinaisons organiques » [(12), p. 79].

Sous l'influence des travaux parus depuis, nos connaissances sur l'état du phosphore dans les aliments se sont modifiées radicalement.

L'homme emprunte sa nourriture aux deux règnes : animal et végétal. Nous examinerons donc successivement ces deux ordres d'aliments.

A. — *Aliments d'origine animale.*

Lait. — Le lait de femme doit être placé au premier plan dans cette étude. Il représente, en effet, le premier aliment naturel du nouveau-né.

Un litre de lait de femme contient de 0 gr. 43 à 0 gr. 48 (82) d'acide phosphorique.

Le phosphore s'y trouve sous forme de caséine (83) (acide paranucléique), de lécithine (84) et de nucléone (85) (acide phosphocarnique), dans les proportions suivantes :

	Acide phosphorique en grammes.
Caséine	0,132
Lécithine	0,153
Nucléone	0,171
Total	0,456

Le phosphore du lait de femme est, par conséquent, exclusivement organique. Les phosphates minéraux, s'ils existent dans le lait de femme, ne peuvent s'y trouver qu'en quantité minime.

Le lait de vache se distingue beaucoup, à ce point de vue, du lait de femme. Il contient sur 1 gr. 81 d'acide phosphorique par litre :

	Acide phosphorique en grammes.
Caséine (86)	0,580
Lécithine (84)	0,094
Nucléone (85)	0,087
Total	0,758

par conséquent, seulement 40,8 p. 100 du phosphore total sous forme organique.

Or, comme on se le rappelle, tandis que près de 47 p. 100 du phosphore du lait de vache sont rejetés par les matières fécales, 90 p. 100 du phosphore contenu dans le lait de femme sont absorbés par le nourrisson.

On sait que l'ossification se poursuit énergiquement pendant la première année de l'existence et que l'os contient beaucoup de phosphates inorganiques de chaux et de magnésie. Le fait nous paraît d'autant plus remarquable que, même en vue de l'ossification, la nature fournit au nourrisson des combinaisons organiques du phosphore.

Œufs. — Les œufs des oiseaux contiennent tous les éléments nécessaires pour le développement des petits. C'est en étudiant la composition chimique des œufs, de même que celle du lait, que l'on peut arriver à saisir le mieux les conditions d'une alimentation phosphorée rationnelle. Voici le résultat de cette étude :

Dans le blanc d'œuf on ne trouve que de faibles quantités de phosphore. Des traces de phosphates minéraux peuvent en être séparées par la dialyse. Le jaune, par contre, contient presque toute la réserve phosphorée de l'œuf. On isole d'un jaune d'œuf de poule :

	Acide phosphorique en grammes.
Lécithine	0,071
Vitelline ou hématogène de Bunge (87)	0,059

De l'hématogène, comme nous le savons déjà, Altmann réussit à isoler un acide paranucléique : l'acide vitellique.

D'après Liebermann (88), les phosphates inorganiques n'entrent pas dans la composition du jaune.

Des œufs de poissons on a isolé de la lécithine et de la paranucléine (ichtuline).

Viande. — Les combinaisons phosphorées contenues dans les muscles ne sont pas encore complètement étudiées. On en a isolé de faibles quantités d'acide inosique, puis de la lécithine, de l'acide phosphocarnique et très peu de nucléine vraie.

100 grammes de viande contiennent près de 0 gr. 45 d'acide phosphorique, sous forme de

Acide phosphorique.

Lécithine (89)..	0,060
Acide phosphocarnique (90)..	0,039
Combinaisons phosphorées solubles dans l'eau et non précipitables par la chaux...	0,039
Nucléine (91)...	0,008
Combinaisons organiques insolubles dans l'eau, la nucléine exceptée	0,128
En tout.....................................	0,274

soit 60 p. 100 environ du phosphore total à l'état organique.

Le reste du phosphore de la viande est soluble dans l'eau et précipitable par la chaux. On le considère, *a priori*, comme étant de nature minérale, peut-être à tort, car nous connaissons aujourd'hui des combinaisons phospho-organiques naturelles qui forment des précipités insolubles avec la chaux, notamment l'acide anhydro-oxyméthylène-diphosphorique dont nous nous occuperons plus loin.

Les autres parties de l'organisme animal contribuent moins souvent à l'alimentation de l'homme. Le cerveau, le foie, le thymus, les reins, la laitance des poissons contiennent la presque totalité de leur phosphore à l'état organique. Nous l'avons montré au chapitre II de ce travail et n'y reviendrons pas, pour éviter des répétitions inutiles.

En examinant l'ensemble des matières phospho-organiques qui entrent dans la composition des matières nutritives d'origine animale, nous voyons qu'au premier plan se placent les acides paranucléiques du lait et du jaune d'œuf; ensuite, viennent la lécithine et les autres composés phosphorés de la viande et du cerveau. *Les nucléines vraies ne sont point représentées ni dans le lait, ni dans l'œuf qui sont, cependant, des aliments complets.* Elles se trouvent en très faibles quantités (environ 2 p. 100 du phosphore total) dans la viande et dans le cerveau. Ces nucléines forment, au contraire, la plus grande partie du phosphore du thymus, du foie, de la laitance des poissons, que l'on ne peut guère considérer comme des aliments courants et essentiels.

B. — *Aliments d'origine végétale.*

Abstraction faite de quelques champignons, feuilles, racines et fruits qui ne sont pas très nourrissants et ne contiennent que peu de phosphore, ce sont surtout les graines, les tubercules, les rhizomes qui forment la base de l'alimentation humaine.

Nous mentionnerons, en première ligne, les céréales (froment, seigle, maïs, avoine, etc.), ensuite, les légumineuses (pois, haricots, lentilles), parmi les tubercules, la pomme de terre, parmi les rhizomes, la carotte, le navet, la betterave.

Les graines et les tubercules sont très riches en phosphore et l'on peut dire sans exagération que, dans le régime moyen suivi par les classes ouvrière et bourgeoise, près des deux tiers du phosphore ingéré proviennent de ces productions végétales.

L'état du phosphore dans les plantes était presque inconnu jusqu'à ces derniers temps. Bien que Töpler (92), Schulze et ses élèves aient mis hors de doute la présence de la lécithine dans les graines, la quantité de cette graisse phosphorée qui en fut isolée ne représente que de 1 à 7 p. 100 du phosphore total.

Pour le reste de ce métalloïde, on admit tout d'abord qu'il se trouve à l'état de phosphates minéraux en rapport plus ou moins étroit avec les matières albuminoïdes de réserve [Ritthausen (93), Pfeffer (94)]; puis, sous l'influence de la théorie des nucléoprotéides, on affirma que les graines contiennent des paranucléines [Hammarsten et Wiman (95)].

Ce n'est que tout récemment que le phosphore des graines végétales fut soumis à une étude approfondie par l'un de nous[1]. Elle a conduit à la découverte de l'acide anhydro-oxyméthylène-diphosphorique, principe phospho-organique nouveau, d'autant plus intéressant à connaître qu'il est extrêmement répandu dans la nature. Il est déposé, en effet, dans toutes les graines, tubercules, rhizomes et bulbes des plantes à chlorophylle, comme matière phosphorée de réserve indépendante, et forme la partie la plus considérable de leur phosphore total.

Vu l'importance et la nouveauté de ce produit, quelques indications sur sa nature chimique ne seront pas déplacées dans cette étude.

Propriétés chimiques de la matière phospho-organique de réserve des plantes vertes. — La matière phospho-organique de réserve des plantes vertes possède la formule brute $C^2H^8P^2O^9$ et les caractères d'un acide tétrabasique. Sa constitution chimique répond à la formule :

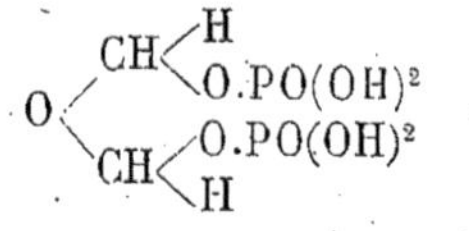

$$O\begin{cases} CH \begin{cases} H \\ O.PO(OH)^2 \end{cases} \\ CH \begin{cases} O.PO(OH)^2 \\ H \end{cases} \end{cases}$$

A l'état libre, l'acide se présente sous l'aspect d'un liquide jaune, transparent, de consistance goudronneuse. De saveur acide, il n'agit pas sur la lumière polarisée et ne réduit pas la liqueur de Fehling.

Il forme avec l'ammoniaque, la soude et la potasse des sels acides, neutres et alcalins qui se présentent, à l'état sec, sous forme de vernis transparents, sans tendance à la cristallisation.

Le sel double de chaux et de soude :

$$C^2H^4P^2O^9Ca^2 + 2C^3H^4P^2O^9Na^4 + 8H^2O$$

cristallise assez facilement en aiguilles soyeuses se réunissant en houppes.

---

1. S. Posternak, *Revue générale de botanique*, t. XII, 1900, p. 5 et 65; Sur la matière phospho-organique de réserve des plantes à chlorophylle, *Comptes rendus de l'Acad. des Sc.*, t. CXXXVI, séances du 20 juillet, 3 et 24 août 1903; *Comptes rendus de la Soc. de Biol.*, séance du 24 oct. 1903.

Les sels acides de terres alcalines sont solubles dans l'eau distillée, les sels neutres y sont insolubles.

Les sels saturés de magnésie et de chaux peuvent être obtenus à l'état de sphérocristaux qui rappellent à s'y méprendre les globoïdes décrits par Pfeffer comme inclusions presque constantes des grains d'aleurone.

L'acide anhydro-oxyméthylène-diphosphorique est la combinaison phospho-organique naturelle la plus résistante qu'on connaisse. Elle ne s'altère pas sous l'influence des alcalis caustiques, ni à froid, ni à la température d'ébullition. Les acides minéraux ne l'attaquent pas à froid. A la température d'ébullition, plus facilement encore à 140 degrés, ils la décomposent *quantitativement en inosite et en acide phosphorique*.

Les propriétés de l'acide, sa composition centésimale et son poids moléculaire, qui fut déterminé par la cryoscopie dans des solutions aqueuses et trouvé égal à 171-185, excluent tout à fait l'hypothèse d'un éther inositophosphorique qui vient tout d'abord à l'esprit, lorsqu'on envisage la constitution chimique de la matière en question.

L'inosite se forme synthétiquement, pendant l'hydrolyse, d'après l'équation :

$$3C^2H^8P^2O^9 + 3H^2O = \begin{array}{ccc} & CH.OH & \\ & \diagup \quad \diagdown & \\ CH.OH & & CH.OH \\ | & & | \\ CH.OH & & CH.OH \\ & \diagdown \quad \diagup & \\ & CH.OH & \end{array} + 6H^3PO^4.$$

Chaque molécule d'acide phospho-organique contribue, comme on voit, à cette synthèse par deux groupements oxyméthyléniques CH. OH.

Si l'on se rappelle que le passage à l'état organique de l'acide phosphorique dans les feuilles est subordonné, d'après les expériences bien connues de Schimper, au bon fonctionnement de l'appareil chlorophyllien, et si l'on considère que les produits de photosynthèse ne s'accumulent pas indéfiniment dans les feuilles, mais sont transportés, au fur et à mesure de leur formation, vers les cellules parenchymateuses et embryonnaires de la plante, ainsi que vers les lieux de dépôt des matières de réserve, on n'hésitera pas à reconnaître que c'est justement l'acide anhydro-oxyméthylène-diphosphorique qui se forme dans les feuilles, comme premier produit de transformation de l'acide phosphorique en molécules organiques, et qui se dépose en matière phospho-organique de réserve dans les plantes vertes.

La constitution chimique de cette matière nous fournirait, dès lors, la première démonstration expérimentale de ce fait que le gaz carbonique de l'air est réduit par l'appareil chlorophyllien, sous l'influence de l'énergie des rayons solaires, en donnant naissance au groupement CH. OH qui est un isomère de l'aldéhyde formique, COH^2.

Quoi qu'il en soit de cette question spéciale, l'acide anhydro-oxyméthylène-diphosphorique fut isolé en grande quantité de toutes les graines examinées, ainsi que de la pomme de terre, de la carotte et même de l'oignon.

Le tableau suivant indique quelques résultats quantitatifs :

Graines.	Phosphore total.	Phosphore de l'acide isolé.	Phosphore de l'acide en p. 100 du P total.	Phosphore de la lécithine en p. 100 du P total.
Sapin rouge..........	0,656 p. 100	0,600 p. 100	91,46	1,1
Chènevis décortiqué..	1,460 —	1,330 —	91,44	3,1
Tournesol...........	0,830 —	0,723 —	86,26	1,8
Pois................	0,367 —	0,260 —	70,80	6,2
Lentilles...........	0,299 —	0,247 —	82,60	6,7
Haricots blancs.......	0,512 —	0,418 —	81,60	6,0

Les chiffres pour la lécithine sont empruntés aux travaux de E. Schulze (96) et de ses élèves [Steiger, Frankfurt, Rougger (97)]. Comme la méthode d'isolement de l'acide anhydro-oxyméthylène-diphosphorique n'était pas strictement quantitative, les nombres ci-dessus doivent être considérés comme des *minima*.

La préparation de l'acide anhydro-oxyméthylène-diphosphorique, aux dépens des céréales, est beaucoup plus difficile, étant donnée leur richesse en amidon. Les quantités de cet acide isolées du froment, du maïs et de l'avoine représentent 50 p. 100 environ du phosphore total.

En dehors de l'acide anhydro-oxyméthylène-diphosphorique et de la lécithine, les graines contiennent des quantités insignifiantes de nucléines vraies qui se trouvent principalement dans les embryons. Les phosphates minéraux y furent recherchés en vain.

En résumé, les matières alimentaires empruntées au règne animal se distinguent de celles d'origine végétale, au point de vue des combinaisons phosphorées qu'elles contiennent, par une diversité plus considérable. Les premières appartiennent à des tissus très différenciés de l'organisme animal, les dernières sont le plus souvent empruntées aux organes, dans lesquels sont emmagasinées les matières de réserve des plantes à chlorophylle, où la même matière phospho-organique est déposée pour servir au développement de l'embryon.

En dehors de ce point, on retrouve le même principe fondamental dans les matières alimentaires des deux provenances : *partout le phosphore alimentaire est en combinaison organique, partout les nucléines vraies sont très faiblement représentées dans les aliments essentiels.*

Telle est donc la voie suivie par la nature pour la nutrition phosphorée des animaux. Pour restituer à l'organisme ses pertes journalières en phosphore et pour lui fournir, pendant la croissance, les matériaux phosphorés nécessaires au développement des parties molles et même, c'est à quoi on s'attendait le moins, à la construction du squelette, elle se sert presque uniquement de composés organiques.

Cependant, le lait de vache, avec la grande quantité de phosphate de chaux qu'il contient, semble faire exception à la règle générale que nous venons d'énoncer. On pourrait se demander, si ce sel minéral ne serait pas quand même utile au développement du tissu osseux tout au moins.

Cela est peut être vrai pour le veau. Il n'est pas permis toutefois de généraliser à l'homme tout ce qu'on observe chez les animaux. La cellulose est capable, par exemple, d'être utilisée par le tube digestif de l'herbivore, elle ne peut aucunement être solubilisée dans l'intestin de l'homme et y remplacer les hydrates de carbone de la ration alimentaire.

D'ailleurs, l'absorption du phosphate de chaux du lait de vache par le veau est loin d'être démontrée. Ce sel pourrait, à la rigueur, jouer chez le veau le même rôle que chez le pigeon dans les vieilles expériences de Chossat (98).

Cet observateur sagace éleva, en 1842, des pigeons avec du blé, soigneusement trié grain par grain, de façon à le débarasser des petites pierres qu'il contient d'habitude. Le squelette de ces oiseaux présenta bientôt un vice de structure que Chossat appela *fragilité des os*.

Lorsqu'il ajouta au blé purifié du carbonate ou du « sous-phosphate » de chaux (phosphate tricalcique), il n'observa plus ce défaut de constitution.

L'explication de cette expérience est bien simple.

Les graines végétales contiennent beaucoup de magnésie et trop peu de chaux pour pouvoir servir d'aliment complet aux animaux. Les oiseaux savent corriger ce défaut de leur nourriture habituelle, en avalant les petites pierres calcaires qui sont mélangées à titre d'impuretés aux graines. C'est là aussi la signification de l'os de sèche qu'on trouve régulièrement dans une cage d'oiseau bien garnie.

Le « sous-phosphate » de chaux a pu remplacer les pierres d'occasion, car un atome de calcium se sépare facilement du phosphate tricalcique dans l'estomac et est absorbé sous forme de chlorure, tandis que le phosphate bicalcique, insoluble dans l'intestin, est éliminé par les matières fécales.

Il n'est pas improbable, *a priori*, que la vache qui, comme tous les herbivores, élimine la presque totalité de l'acide phosphorique, formé pendant les échanges nutritifs des tissus, par l'intestin sous forme de phosphate de chaux et de magnésie, en transporte une certaine quantité vers les glandes mammaires, pendant la lactation.

Elle fait profiter de cette façon le veau, non de l'acide phosphorique qui est un déchet de la métamorphose, mais de la chaux si précieuse pour le développement normal du squelette [1].

Cette explication s'impose d'autant plus que les agriculteurs savent bien que les phosphates de chaux artificiellement ajoutés au fourrage n'ont aucune influence favorable sur le développement du jeune bétail.

Le professeur Sanson (99) de Grignon dit à ce propos :

« C'est pourquoi, lorsque nous voulons, en zootechnie, hâter le développement du squelette pour fabriquer (c'est le mot) des animaux précoces, atteignant leur état adulte et leur plus fort poids en moins de temps, ce n'est point aux préparations pharmaceutiques que nous avons recours pour augmenter, dans leur ration alimentaire, la proportion des éléments

---

1. De jeunes cochons, dans une expérience de Boussingault (100), nourris exclusivement avec de la pomme de terre, ont trouvé la chaux supplémentaire, nécessaire au développement du tissu osseux, dans leur eau de breuvage, dont ils absorbaient de grands volumes et qui contenait une certaine quantité de cette terre alcaline.

du phosphate de chaux nécessaire, l'expérience nous ayant démontré que ce serait en vain ; nous demandons le surcroît d'acide phosphorique assimilable d'abord à un allaitement plus abondant et de meilleure qualité, puis aux jeunes pousses des graminées de prairies, puis, enfin, à l'addition d'une quantité suffisante de semences céréales, légumineuses, oléagineuses. »

VII

Modification des composés phospho-organiques d'origine alimentaire pendant l'acte digestif.

La médication phosphorée cherche, comme nous l'avons dit précédemment, à imiter, en l'exagérant, la nutrition phosphorée normale.

Du moment qu'il a été démontré que le phosphore se trouve dans les aliments presque exclusivement à l'état de composés organiques, il semble légitime de conclure que les phosphates minéraux n'ont plus de raison d'être dans la thérapeutique.

Mais, avant d'accepter définitivement cette conclusion, il y a lieu d'examiner si les composés phosphorés d'origine alimentaire, pareils en cela aux albuminoïdes et aux hydrates de carbone, ne subissent pas, sous l'influence des sucs digestifs, des modifications profondes avec mise en liberté de l'acide phosphorique minéral. Dans ce cas, c'est ce dernier acide qui serait absorbé, en fin de compte, et utilisé par les cellules et tissus pour les synthèses dont ils sont le siège. L'emploi des phosphates minéraux recevrait alors une pleine justification, malgré tous les développements précédents.

Hâtons-nous de faire remarquer que déjà la physiologie comparée s'oppose à cette manière de voir.

Nous avons montré plus haut que la réserve phosphorée, déposée dans les œufs des oiseaux et des poissons, est formée par des matières phospho-organiques. Comme le tube digestif n'existe pas encore au commencement du développement de l'œuf, il faut bien admettre que le phosphore organique est utilisé, *tel quel*, par les cellules embryonnaires.

Les plantes avaient été considérées pendant longtemps comme des êtres opposés à l'animal, en raison de la faculté qu'elles possèdent de fabriquer, avec de l'eau, de l'acide carbonique et des sels minéraux, des matières organiques capables d'être brûlées par l'organisme animal. Depuis, on a reconnu qu'au point de vue de leur nutrition intime, il n'y a aucune différence de principe entre ces deux règnes.

La plante, comme l'animal, a besoin de chaleur pour vivre et ses cellules parenchymateuses se procurent de l'énergie, en brûlant, à la façon des cellules animales, des matières organiques fabriquées par l'appareil chlorophyllien.

Or, si les cellules végétales étaient capables d'utiliser directement les phosphates minéraux que la plante puise, par ses racines, dans le sol, pour les synthèses effectuées dans leur protoplasma, on ne comprendrait guère la nécessité du passage de ces sels à travers les feuilles, pour y subir la transformation en acide anhydro-oxyméthylène-diphosphorique, et le dépôt de ce principe phospho-organique dans les graines, tubercules, etc., pour le développement de la jeune plantule. Ceci serait un gaspillage inutile de l'énergie dont la nature n'est pas coutumière.

Au contraire, la transformation de l'acide phosphorique en molécules organiques dans les feuilles nous offre peut-être l'argument le plus probant en faveur de *cette loi générale de la nutrition des cellules hautement différenciées par des composés organiques du phosphore et de l'impossibilité de la synthèse locale de ces composés en partant des phosphates minéraux.*

A côté de ces arguments d'ordre général, nous sommes en mesure d'invoquer les expériences directes relativement à l'influence des sucs digestifs sur les composés phospho-organiques.

Bókai (101), en 1877, étudia l'action des diastases protéo- et lipolytiques sur la lécithine. Il conclut que cette graisse phosphorée se décompose, sous l'influence de la lipase pancréatique, en acides gras, en choline et en acide glycérophosphorique et qu'elle n'est attaquée, ni par la pepsine, ni par la pancréatine.

Hasebrock (102) montra que la choline fermente facilement, en donnant naissance à de l'acide carbonique, à de l'ammoniaque et à du gaz des marais. Il suppose que la choline de la lécithine subit la même fermentation méthanique, en présence des microbes intestinaux, et que c'est l'acide glycérophosphorique seul avec les acides gras qui est absorbé.

MM. Stassano et Billon (103) appliquèrent tout récemment des méthodes nouvelles à l'étude de cette question. Leurs expériences, faites à l'aide des sucs gastriques et pancréatiques et à l'abri des microbes, tendent à démontrer la résistance de la lécithine fraîchement préparée à l'action des diastases digestives et l'absorption de la lécithine non modifiée par l'intestin.

Même en adoptant les idées de Bókai et de Hasebrock sur la décomposition de la lécithine, on est obligé de reconnaître qne ce n'est pas l'acide phosphorique minéral, mais bien un complexus organique, l'acide glycérophosphorique, qui est absorbé et utilisé par l'organisme.

La question de la décomposition des acides paranucléiques, sous l'influence des sucs digestifs, n'a même pas été posée par les nombreux auteurs qui se sont occupés de la solubilisation de la paranucléine du lait par les diastases protéolytiques [Wildenow (104), Salkowski (105), v. Moraczewski (106), Sebelien (107), etc.].

On se demandait surtout si le phosphore des paranucléines pouvait être absorbé par les animaux, ce qui ne fait plus de doute depuis le travail de Sandmeyer, cité plus haut.

Les nucléines vraies sont encore plus résistantes à l'action de la pepsine que les paranucléines. La question de la solubilisation et de l'utilisation s'est également posée à leur propos. Elle a été résolue par l'affirmative, grâce aux travaux de Popoff (6), Gumlich (7), Weintraud (108), Umber (109), Mayer (110), Loewi (111).

Milroy (117), seul, rechercha l'acide phosphorique inorganique dans le liquide de la digestion pancréatique prolongée des nucléines vraies. Il trouva que 10,92 p. 100 du phosphore solubilisé d'une nucléosyntonine artificielle, 15,7 et 8,37 p. 100 du phosphore solubilisé de la nucléine des hématies d'oie et des leucocytes étaient directement précipitables par la mixture magnésienne. Le reste du phosphore persistait dans la solution sous forme organique.

Les nucléines vraies étant des mélanges complexes et peu définis qui n'entrent que pour une part insignifiante dans la composition de nos aliments habituels, les résultats obtenus par Milroy n'apportent rien de décisif dans la question que nous examinons.

Beaucoup plus concluantes nous paraissent les expériences encore inédites que nous avons faites avec l'acide anhydro-oxyméthylène-diphosphorique. Des quantités variables de sel sodique neutre de cet acide ont été soumises à l'action prolongée d'extraits de muqueuse stomacale et de pancréas à 37 degrés. Nous n'avons pu constater, à aucun moment, dans nos mélanges, une augmentation de l'acide phosphorique inorganique par rapport aux témoins.

Ce sont donc bien les composés organiques du phosphore qui sont absorbés pendant la nutrition normale. Le même problème sera posé, d'une façon inverse, au chapitre suivant qui fera ressortir, en outre, un autre côté de la question si complexe de la nutrition phosphorée.

VIII

Les phosphates minéraux peuvent-ils remplacer les composés phospho-organiques dans une ration alimentaire?

Cette question ne nous paraît pas superflue, car l'idée de la valeur nutritive et thérapeutique des phosphates minéraux est trop profondément enracinée dans l'esprit des médecins par l'habitude invétérée de l'administration de ces sels aux malades.

Nous exposerons donc, en choisissant parmi les plus typiques, un certain nombre d'expériences de nature à éclairer ce point capital.

La plus intéressante est, sans contredit, celle que Zadik (57) a décrit dans son travail cité déjà plus haut. En voici le résumé.

Un chien de 16 kilogrammes recevait chaque jour 100 grammes de lard, 16 grammes d'amidon de riz, 80 grammes de caséine, ce qui correspondait à 11 gr. 65 d'azote et 0 gr. 6 de phosphore à l'état organique, et 33 grammes de sels minéraux, parmi lesquels les phosphates contenant 0 gr. 41 de phosphore. La ration renfermait, comme on voit, 1 gr. 01 de ce métalloïde dont 0 gr. 41 sous forme minérale.

Six jours de ce régime permirent au chien de retenir 12 gr. 5 d'azote et 0 gr. 45 de phosphore. L'alimentation phosphorée était donc plus que satisfaisante. Elle couvrit non seulement les pertes journalières du chien, mais contribua également à l'augmentation de ses réserves phosphorées.

On remplaça alors dans la ration indiquée ci-dessus, les 80 grammes de caséine contenant 0 gr. 6 de phosphore organique par 70 grammes d'édestine — albuminoïde végétal exempt de phosphore — et l'on compléta la ration phosphorée par une quantité correspondante de phosphates minéraux, de façon à offrir au chien, comme dans la période précédente, 1 gr. 01 de phosphore par jour, mais à l'état exclusivement inorganique.

Or, pendant les cinq jours qui suivent ce changement de régime, le chien retient bien 5 gr. 94 d'azote, mais élimine, en plus de la totalité du phosphore ingéré, 0 gr. 65 provenant de ses propres réserves, comme s'il était en inanition phosphorée complète. Et pourtant, la teneur en phosphore de la ration alimentaire n'avait point été changée, sauf pour les composés phospho-organiques qui, eux, avaient été totalement supprimés.

Une expérience analogue fut réalisée par noùs-mêmes sur l'homme. En suivant le régime indiqué page 23, l'un de nous, dans une auto-observation, établit le bilan suivant :

Période préliminaire :

	Azote.	Acide phosphorique.
Introduit avec les ingesta en cinq jours............	89 gr. 80	12 gr. 150

Trouvé dans les excreta :

	Azote.	Acide phosphorique.		Azote	Acide phosphorique
Urine...............	88 gr. 62	9 gr. 859	}	100 gr. 87	13 gr. 234
Fèces...............	12 25	3 375			
Bilan...............				—11 gr. 07	—1 gr. 084

La ration était évidemment insuffisante pour maintenir l'équilibre des échanges. L'organisme a perdu en cinq jours 11 gr. 07 d'azote et 1 gr. 084 d'acide phosphorique. Diminution du poids de 370 grammes.

Lorsque, au cours d'une nouvelle période de cinq jours, on ajouta à la ration des phosphates minéraux, en tout 1 gr. 2 d'acide phosphorique sous forme de sel bicalcique et 2 gr. 6 sous celle de sel monocalcique [1], on obtint le résultat que voici :

	Azote.	Acide phosphorique.
Introduit avec les ingesta en cinq jours............	80 gr. 80	15 gr. 950

Trouvé dans les excreta :

	Azote.	Acide phosphorique.		Azote	Acide phosphorique
Urine...............	83 gr. 10	10 gr. 222	}	94 gr. 75	16 gr. 907
Fèces...............	11 65	6 685			
Bilan...............				—4 gr. 95	—0 gr. 957

On voit que, malgré les 3 gr. 8 d'acide phosphorique ajoutés à la nourriture, et dont une partie fut sûrement absorbée, la perte de l'organisme en phosphore est restée presque la même.

Les phosphates minéraux en excès dans la nourriture étaient donc incapables de remplir les fonctions fondamentales du phosphore alimentaire, ce

---

1. Les phosphates de chaux furent choisis pour permettre la comparaison avec les expériences suivantes.

qui serait tout à fait incompréhensible, si l'on continuait à attribuer à ces sels une valeur nutritive quelconque.

Le bilan azoté dans cette dernière expérience était plus favorable. Toutefois ce résultat n'était pas dû à l'action des phosphates, mais à la faculté d'adaptation de l'organisme à une nourriture insuffisante. Après vingt jours environ de ce même régime, un équilibre parfait des échanges azotés s'est établi.

Rappelons encore que Storch (112) montra, il y a déjà bien longtemps, que, chez les animaux en inanition, le phosphate de sodium, injecté même sous la peau, est éliminé en entier sans diminuer en rien les pertes journalières en phosphore de ces animaux.

De telles expériences, exécutées avec beaucoup de soin et à l'abri de toute cause d'erreur, démontrent clairement que *les phosphates minéraux sont incapables de remplacer les composés phospho-organiques contenus dans les aliments.*

Elles viennent compléter la longue série d'arguments que nous avons apportés contre l'emploi d'un médicament dont l'utilité a été mise en doute plus d'une fois, mais dont on n'a jamais établi avec certitude le non-sens physiologique.

Nous ne saurions trop insister sur ce que l'introduction des phosphates minéraux en thérapeutique était basée sur la croyance que ces sels organiques remplissent dans l'économie animale les fonctions qui, en réalité, n'appartiennent qu'aux seuls composés organiques. Après notre étude, il n'y a réellement plus de raison de laisser aux phosphates minéraux une place aussi large parmi les médicaments en usage.

Veut-on employer le phosphate tricalcique comme antidiarrhéique ou en vue d'une neutralisation partielle de l'acidité du suc gastrique, les phosphates alcalins dans un sérum artificiel afin de régulariser la pression osmotique — rien de plus légitime. Mais lorsqu'il s'agit d'augmenter ou d'activer la nutrition phosphorée de l'organisme, ces sels doivent complètement s'effacer devant les combinaisons phospho-organiques.

Il est essentiel de ne point oublier que les phosphates minéraux sont des substances excrémentitielles, des produits finaux de la métamorphose régressive des matières phospho-organiques naturelles. S'ils sont absorbables sous certaines formes (phosphates alcalins, phosphates acides des terres alcalines), *ils ne sont jamais assimilables,* c'est-à-dire capables de contribuer à la constitution des tissus ou de couvrir les pertes journalières en phosphore d'un organisme.

Et ce n'est, certes, pas en recourant à quelques artifices officinaux, ayant tous pour but de faciliter la solubilisation des phosphates (conservation à l'état gélatineux, pulvérisation très fine, comme cela se fait dans certaines spécialités à la mode) ou à des préparations mixtes (chlorhydro- ou lactophosphates, combinaisons de l'anhydride phosphorique avec des albuminoïdes, etc.), que l'on parvient à doter ces sels d'une vertu nutritive ou thérapeutique.

L'acide phosphorique inorganique et ses sels sont éliminés de l'organisme en matières étrangères qui ne prennent aucune part aux échanges qui s'y effectuent.

IX

Valeurs nutritive et thérapeutique comparées des composés phospho-organiques.

Les phosphates minéraux ne peuvent trouver aucune application en thérapeutique, lorsqu'il s'agit d'augmenter la nutrition phosphorée, nous venons de le démontrer. Par contre, il ne faudrait pas croire que toute préparation phospho-organique soit capable de remplir exactement cette fonction. Le choix n'est nullement indifférent.

La valeur nutritive des composés phosphorés, entrant dans la constitution des matières alimentaires, semble certaine déjà *a priori*, car la sélection des aliments chez l'homme et chez les animaux, en général, ne s'était pas faite accidentellement, mais bien par une adaptation progressive durant de longues périodes.

Le fait que les carnivores vivent exclusivement de la viande, nous autorise à penser que les composés phospho-organiques des muscles sont capables de répondre à tous les besoins de l'organisme en phosphore. On doit admettre, de même, que les granivores, qui emploient pour leurs échanges phosphorés presque uniquement la l'acide anhydro-oxyméthylène-diphosphorique, sont en mesure, en partant de cette substance, de créer la lécithine, les acides nucléiques variés, l'acide phosphocarnique de leurs tissus, ou de déposer des quantités notables d'acide vitellique et de graisse phosphorée dans les œufs (oiseaux), ou de l'acide paranucléique et du nucléone dans le lait (mammifères).

Ces considérations ne s'appliquent pas, bien entendu, aux produits phospho-organiques synthétiques et c'est à l'expérimentation seule qu'il appartient de fixer la valeur nutritive de chacun d'eux.

Acide glycérophosphorique. — Parmi ces produits, c'est surtout l'acide glycérophosphorique de synthèse qui a été proposé pour des applications thérapeutiques diverses, un peu parce qu'on le considérait, sans aucune preuve d'ailleurs, comme identique à celui que l'on prépare, par hydrolyse, de l'ovolécithine.

Les recherches publiées déjà sur les glycérophosphates de synthèse et nos propres expériences démontrent que cet acide est incapable d'être retenu et de subvenir aux besoins de l'organisme en phosphore.

M. de Stella (113) injecta à un lapin sous la peau, dans l'espace de neuf jours, 1 gr. 80 de glycérophosphate de soude. L'animal élimina en tout 5 gr. 455 d'acide phosphorique dans ses urines au lieu de 4 gr. 225 que comportait le régime suivi. Ce régime avait été choisi « constant, de façon à obtenir un équilibre de nutrition parfait ».

Un calcul facile montre que 1 gr. 80 de glycérophosphate donnent naissance à 0 gr. 59 d'acide phosphorique. Il y avait donc élimination d'un excès de 0 gr. 64 de cet acide qui provenaient évidemment des réserves phos-phorées de l'organisme. Un deuxième lapin perdit en trop, dans les mêmes conditions, une quantité d'acide phosphorique encore plus considérable : 1 gr. 173.

Un chien, étudié par le même auteur, élimina en huit jours par ses urines 4 gr. 24 d'acide phosphorique. Sous l'influence des injections de glycérophosphate de soude qui représentaient en tout 1 gr. 17 d'acide phos-phorique, l'excrétion s'éleva à 5 gr. 732. Ici encore, l'animal subit une perte en acide phosphorique de 0 gr. 322.

Lorsque M. de Stella conclut de ces expériences « qu'une partie de glycé-rophosphates est assimilée et retenue comme telle dans nos tissus, où très probablement elle entre dans la formation synthétique des lécithines et nucléines », il commet sûrement une erreur : sa conclusion, pour tout esprit non prévenu, est diamétralement opposée aux faits dont elle est tirée.

Au cours de nos études sur le rôle des matières phosphorées dans les échanges nutritifs, nous avons examiné également les glycérophosphates. L'expérience fut exécutée d'après le même plan que celles indiquées pré-cédemment.

Période préliminaire :

	Azote.	Acide phosphorique.
Introduit avec les ingesta en cinq jours...........	89 gr. 80	12 gr. 150

Trouvé dans les excreta :

	Azote.	Acide phosphorique.		Azote.	Acide phosphorique.
Urine....................	79 gr. 27	9 gr. 582	}	91 gr. 27	12 gr. 797
Fèces.............	12 00	3 215			
Bilan..				—1 gr. 47	—0 gr. 647

Dans une période consécutive de cinq jours, on a pris, en dehors de la ration alimentaire, 9 grammes de glycérophosphate de chaux, contenant 2 gr. 966 d'acide phosphorique.

	Azote.	Acide phosphorique.
Introduit avec les ingesta en cinq jours..........	89 gr. 80	15 gr. 116

Trouvé dans les excreta :

	Azote.	Acide phosphorique.		Azote.	Acide phosphorique.
Urine....................	84 gr. 80	11 gr. 362	}	95 gr. 35	15 gr. 627
Fèces...................	10 55	4 265			
Bilan..				—5 gr. 55	—0 gr. 511

On reconnaît dans ce tableau l'influence souvent observée des glycéro-phosphates sur les échanges azotés. Quant au phosphore, si les réserves de l'organisme ne furent pas entamées davantage, comparativement à la période préliminaire, la perte de ce métalloïde, due à l'insuffisance de la ration phosphorée, ne put être couverte par le glycérophosphate, exacte-ment comme dans l'expérience des phosphates minéraux, décrite plus haut.

Les composés phospho-organiques d'origine alimentaire se comportent d'une manière bien différente.

Immédiatement après la fin de l'expérience mentionnée p. 36, nous en avons entrepris une autre avec le sel calcique de l'acide anhydro-oxyméthylène-diphosphorique. La ration alimentaire restant toujours la même, nous avons observé ce qui suit.

Période préliminaire :

	Azote.	Acide phosphorique.
Introduit avec les ingesta en cinq jours...........	89 gr. 80	12 gr. 150

Trouvé dans les excreta :

	Azote.	Acide phosphorique.		
Urine..	81 gr. 19	9 gr. 662	93 gr. 29	13 gr. 077
Fèces....................	12 10	3 415		
Bilan..............................			—3 gr. 49	—0 gr. 927

Alors on ajouta, pendant cinq jours, à la ration alimentaire 1 gr. 9 d'acide anhydro-oxyméthylène-diphosphate acide de chaux par jour, ce qui correspondait exactement à un gramme d'acide phosphorique.

	Azote.	Acide phosphorique.
Introduit avec les ingesta en cinq jours.........	89 gr. 80	17 gr. 150

Trouvé dans les excreta :

	Azote.	Acide phosphorique.		
Urine.........	84 gr. 69	10 gr. 501	95 gr. 69	16 gr. 544
Fèces	11 00	6 043		
Bilan.........................			—5 gr. 89	+0 gr. 606

Le contraste entre ces deux séries d'expériences est frappant. Tandis que l'acide glycérophosphorique ne peut compenser les pertes de l'organisme en phosphore, dues à l'insuffisance de la ration alimentaire, l'acide anhydro-oxyméthylène-diphosphorique, non seulement parvient à ce résultat, mais permet encore à l'organisme appauvri en phosphore de retenir 0 gr. 606 d'acide phosphorique, restituant ainsi à ce dernier une partie des réserves dépensées.

L'acide glycérophosphorique paraît agir sur la désassimilation de l'azote d'une façon analogue à celle de l'acide anhydro-oxyméthylène-diphosphorique et de la lécithine, comme nous le montrerons bientôt, mais il n'est pas apte à remplir les fonctions des matières phosphorées alimentaires. En un mot, il n'est pas assimilable.

M. Robin, dans son travail bien connu sur les glycérophosphates, écrit : « Tout en favorisant très probablement l'assimilation nerveuse des phosphates alimentaires, ils (les glycérophosphates) modèrent la dénutrition du système nerveux, agissent sur celui-ci comme un moyen d'épargne et aident à sa reconstitution, en se fixant en presque totalité dans l'organisme. »

Que les glycérophosphates soient capables de modérer la dénutrition du système nerveux, c'est une hypothèse que l'état actuel de la science ne permet pas de vérifier expérimentalement. Qu'ils puissent se fixer dans l'organisme, c'est une notion qui ne semble pas s'accorder avec les faits connus jusqu'à ce jour.

Nucléines. — Les nucléines vraies et les acides nucléiques correspondants ne sont pas des matières alimentaires, à proprement parler. Elles forment, comme nous l'avons montré, tout au plus 2 p. 100 du phosphore total de la nourriture de l'homme et des animaux.

En dehors de leur phosphore utile, elles contiennent des quantités considérables de bases xanthiques ou puriques, dont l'introduction dans l'organisme n'est pas toujours sans offrir quelques inconvénients et même sans présenter certaine gravité chez les individus prédisposés au rhumatisme et à la goutte. Les bases puriques étant en relation chimique très étroite avec l'acide urique, les nucléines augmentent, en effet, notablement l'excrétion de ce dernier acide, comme il résulte des travaux de Minkowski (114), Weintraud (108), Lœwi (111), Bürian et Schur (115), etc.

Les nucléines vraies représentent une partie considérable de la masse des organes internes et diffèrent, suivant les tissus servant à leur préparation. Il se peut qu'une étude plus approfondie de ces matières leur découvre des applications qui relèveront, nous semble-t-il, plutôt de l'*opothérapie* que de la médication phosphorée.

Il est même possible — là chimie, en dotant la thérapeutique d'un principe défini d'origine cellulaire tel que l'adrénaline, autorise toutes les espérances — qu'avec le progrès de la différenciation chimique des nucléines l'on réussisse à isoler de ces mélanges complexes des principes importants dont l'action est encore obscure.

Mais, dans l'attente, il serait, croyons-nous, prudent de s'abstenir de l'emploi de ces substances, dont nous ne pouvons contrôler ni l'origine, ni la composition, et dont l'action, en dehors de la formation de l'acide urique en excès, nous est complètement inconnue.

Ce sont là certainement les raisons qui ont fait tomber rapidement la médication nucléique qu'ont essayé d'introduire, il y a déjà plus de dix ans, Horbaczewski et Germain Sée. La leucocytose après l'ingestion des nucléines et la phagocytose consécutive, dont parlent ces deux auteurs, sont loin d'être des phénomènes constants, ainsi qu'en témoignent les observations de Weintraud et Lœwi (*l. c.*).

Paranucléoprotéides. — Les para- ou pseudonucléoprotéides (caséine de lait, vitelline de jaune d'œuf) contiennent moins de 1 p. 100 de leur poids en phosphore. Pour introduire dans l'organisme, sous cette forme, un gramme d'acide phosphorique, il faudrait à peu près 52 grammes de caséine chimiquement pure, 69 grammes de nutrose (caséine sodique) ou 45 grammes de vitelline. Bien qu'il s'agisse là de phosphore assimilable, les doses sembleront quelque peu massives, surtout pour des malades qui ont déjà peine à supporter leur ration alimentaire habituelle.

Les acides paranucléiques qui dérivent de ces protéides (l'acide vitellique de Altmann, l'acide isolé récemment par Salkowski de la caséine de lait) contiennent à peu près 10 fois plus de phosphore, mais ne sont pas encore facilement accessibles. Leur préparation est trop coûteuse pour qu'on puisse les agréer comme médicament phosphoré courant.

Lécithines. — Les lécithines, à l'état chimiquement pur, contiennent près de 4 p. 100 de phosphore. L'ovolécithine du commerce n'en contient, d'après nos analyses, que 3 p. 100, en moyenne. Introduite en thérapeutique depuis peu, on l'a recommandée aux doses de 0 gr. 1 à 0 gr. 25 par jour pour un adulte, ce qui correspond, à peu près, à 9 à 25 milligrammes d'acide phosphorique. Ces quantités de lécithine, qui se trouvent déjà dans un quart de jaune d'œuf, représentent des doses vraiment homéopathiques, puisqu'il s'agit d'influencer la nutrition phosphorée qui se mesure, comme on sait, par deux grammes d'acide phosphorique, en moyenne, par jour.

Il importe de faire remarquer que ces doses n'étaient pas proposées par les médecins ou par les physiologistes comme conclusion de leurs recherches, mais qu'elles ont été imposées par l'industrie qui doit malheureusement compter avec le prix de revient de ses productions.

Lorsqu'on calcule la dose journalière pour un adulte, d'après les quantités de lécithine pure, employées par les expérimentateurs sur les cobayes et les lapins, on arrive à 6-12 grammes environ. Ces doses sont supportées sans aucun inconvénient par l'homme, bien que l'ingestion de cette graisse phosphorée à odeur *sui generis* ne soit pas agréable.

C'est alors seulement que l'on observe cette même influence sur la désassimilation de l'azote que nous avons constatée avec l'acide anhydro-oxyméthylène-diphosphorique et les glycérophosphates.

La lécithine fut étudiée par nous à la fin de la série des expériences dont les résultats ont été indiqués au cours de ce travail et qui a été exécutée avec une seule interruption de quinze jours.

Le régime, insuffisant tout d'abord, a fini, au bout de dix-huit jours, par ramener l'organisme à un équilibre des échanges presque parfait.

Période préliminaire :

	Azote.	Acide phosphorique.
Introduit avec les ingesta en trois jours.........	53 gr. 88	7 gr. 29

Trouvé dans les execreta :

	Azote.	Acide phosphorique.		
Urine...................	47 gr. 15	5 gr. 520	} 53 gr. 67	7 gr. 33
Fèces...................	6 52	1 810		
Bilan....................................			+0 gr. 24	—0 gr. 04

On prit alors en deux jours 15 grammes de lécithine de commerce contenant en tout 0 gr. 946 d'acide phosphorique et 0 gr. 232 d'azote. Le troisième jour on se contenta de la ration alimentaire.

	Azote.	Acide phosphorique.
Introduit avec les ingesta en trois jours..........	54 gr. 14	8 gr. 236

Trouvé dans les excreta :

	Azote.	Acide phosphorique.		
Urine..................	50 gr. 19	6 gr. 416 }	56 gr. 75	8 gr. 144
Fèces..................	6 56	1 728 }		
Bilan...			—2 gr. 64	+0 gr. 092

En trois jours, on désassimila 2 gr. 85 d'azote en trop. La rétention de phosphore fut assez faible, les échanges de l'organisme se trouvant en équilibre.

Comme il est difficile de prévoir le jour où la lécithine deviendra accessible au public à des doses actives, ce composé phosphoré ne nous semble pas de nature à prendre une place importante dans la médication phosphorée rationnelle.

Il est encore à remarquer qu'en prescrivant de la lécithine, on n'introduit point dans l'organisme malade de bases alcalino-terreuses, particulièrement indiquées pendant la croissance, pendant la grossesse et dans la tuberculose pulmonaire.

Acide anhydro-oxyméthylène-diphosphorique. — Extrêmement riche en phosphore — l'acide libre en contient 26,08 p. 100, deux fois et demie plus que les acides paranucléiques les plus purs — l'acide anhydro-oxyméthylène-diphosphorique représente la matière phospho-organique dont vit le plus grand nombre d'êtres hautement organisés.

Un gramme de cette matière correspond, d'après sa teneur en phosphore, aux points de vue physiologique et thérapeutique, à 6 gr. 5 de lécithine, à 31 grammes de caséine de lait, à 27 grammes de vitelline.

Assimilable par son origine même, définie chimiquement, elle forme des sels avec des bases minérales, tout comme l'acide phosphorique, et permet l'introduction de ces bases dans l'organisme malade.

Elle représente, par conséquent, la matière nutritive phosphorée naturelle à l'état le plus concentré et répond en même temps à tous les desiderata d'un produit médicamenteux.

Ce sont les raisons pour lesquelles nous avons cru utile d'introduire l'acide anhydro-oxyméthylène-diphosphorique en thérapeutique.

La comparaison entre eux, au point de vue des échanges nutritifs, des composés organiques que nous venons de passer en revue, amène, en effet, à la conclusion que les sels de l'acide anhydro-oyxméthylène-diphosphorique sont les préparations de choix pour remplacer les phosphates minéraux, voués fatalement à disparaître de la liste des médicaments [1].

Mais quelle que soit la préparation phospho-organique naturelle choisie comme médicament, il est indispensable, pour obtenir des effets thérapeutiques nets, de l'employer à des doses suffisantes et de l'administrer, cela va sans dire, suivant des indications exactement déterminées.

1. Les recherches cliniques sur la matière phospho-organique de réserve des plantes vertes que l'un de nous poursuit, depuis près de deux ans, en collaboration avec M. Lippmann, nous permettent d'affirmer, d'ores et déjà, qu'il s'agit là d'un principe médicamenteux d'une valeur considérable.

X

Influence des composés phospho-organiques d'origine alimentaire sur les échanges nutritifs. Conclusion.

Il ne rentre pas dans le cadre de ce travail d'insister sur les cas particuliers, tant physiologiques que pathologiques, dans lesquels la médication phosphorée trouve son emploi. Nous voudrions, en terminant notre étude, examiner de près l'influence des composés phospho-organiques naturels sur les échanges nutritifs, car l'interprétation exacte de cette influence nous rapprocherait de la solution du problème du rôle des échanges phosphorés physiologiques.

Nous avons vu dans le précédent chapitre que l'acide anhydro-oxyméthylène-diphosphorique, pareille en cela à la lécithine prise à haute dose, augmente l'excrétion azotée. A quoi est due cette dernière? Est-ce à l'exagération des phénomènes nutritifs normaux? Est-ce à l'état de souffrance passagère des cellules, causée par une sorte d'intoxication, sous l'influence de ces produits? On sait, en effet, que l'ingestion de différentes substances toxiques et tous les processus, en général, qui conduisent à la mortification des tissus, s'accompagnent souvent d'une augmentation de l'azote éliminé.

Pour élucider cette question, nous avons étudié comparativement l'influence de l'acide anhydro-oxyméthylène-diphosphorique sur l'élimination de l'azote dans trois cas bien différents : 1° chez un homme normal en suralimentation depuis une semaine; 2° chez le même homme, soumis depuis une quinzaine de jours à une alimentation insuffisante; et, enfin, 3° chez un tuberculeux très amaigri dont la nutrition générale — on le conçoit aisément — était en souffrance depuis une époque déjà assez éloignée.

Homme en état de suralimentation. Régime indiqué page 23.

Période préliminaire :

	Azote.	Acide phosphorique
Introduit avec les ingesta en cinq jours.........	113 gr. 65	18 gr. 420

Trouvé dans les excreta :

	Azote.	Acide phosphorique.		
Urine...................	95 gr 05	13 gr. 607	} 103 gr. 50	18 gr. 227
Fèces..................	8 45	4 620		
Bilan.....................................			+10 gr. 15	+ 0gr. 193

Rétention de 10 gr. 15 d'azote et de 0 gr. 193 d'acide phosphorique. Phénomènes d'intolérance les deux derniers jours : inappétence très prononcée, diarrhée.

On prend alors 1 gr. 14 d'anhydro-oxyméthylène-diphosphate acide de chaux par jour, en tout, pendant cinq jours, 5 gr. 7, correspondant à 3 grammes d'acide phosphorique.

Le bilan nutritif est résumé dans le tableau suivant.

	Azote.	Acide phosphorique.
Introduit avec les ingesta en cinq jours........	113 gr. 65	21 gr. 420

Trouvé dans les excréta :

	Azote.	Acide phosphorique.		
Urine....................	104 gr. 63	14 gr. 80		
Fèces....................	7 57	6 31	112 gr. 22	21 gr. 110
Bilan....................			+1 gr. 43	+0 gr. 310

L'acide anhydro-oxyméthylène-diphosphorique a donc fait désassimiler un excès de 8 gr. 72 d'azote comparativement à la période préliminaire. Il est à signaler que, dès la première dose les phénomènes d'intolérance ont disparu, bien que la ration soit restée la même.

Alimentation insuffisante. — Pour éviter les répétitions, nous renvoyons à la série d'expériences décrites page 40. Le bilan obtenu nous montre que l'azote éliminé en trop sous l'influence de l'acide anhydro-oxyméthylène-diphosphorique s'éleva à 2 gr. 40, en cinq jours. La désassimilation due à cette matière phosphorée fut, par conséquent, trois fois et demie moins considérable que dans le cas précédent. La dose du médicament fut, cependant, de moitié plus forte.

Tuberculose pulmonaire (sans troubles digestifs). — Le malade (R. Ch., âgé de quarante-quatre ans, marbrier. Salle Lasègue, n° 12) prenait exactement trois litres de lait par jour.

Dans les urines on dosa :

	Azote.	Acide phosphorique.
Le 27 mai..............	14 gr. 43	1 gr. 693
Le 28 mai..............	15 13	1 668
En tout................	29 gr. 56	3 gr. 361

Les deux jours suivants, administration d'anhydro-oxyméthylène-diphosphate acide de chaux à la dose de 1 gr. 5 par jour.

	Azote.	Acide phosphorique.
Le 29 mai..............	13 gr. 63	1 gr. 995
Le 30 mai..............	15 81	2 282
En tout................	29 gr. 44	4 gr. 277

Bien que cette expérience ait été faite dans des conditions moins favorables, en raison de l'impossibilité, dans laquelle nous nous sommes trouvés, de recueillir les matières fécales, les nombres précédents nous semblent assez démonstratifs. Il n'y a pas de différence sensible dans l'excrétion de l'azote entre les deux périodes de la dernière série.

Il résulte de ces expériences que l'augmentation de l'azote excrété n'est pas une conséquence nécessaire de l'ingestion de l'acide anhydro-oxyméthylène-diphosphorique. Cette augmentation n'est pas proportionnelle à la dose de la matière phospho-organique ingérée et semble, au contraire, se trouver en relation avec l'état de nutrition de l'individu en expérience, c'est-à-dire avec la richesse en matières de réserve de ses cellules.

Il nous paraît difficile d'expliquer ces faits par l'hypothèse de la modification pathologique, même fugace, des tissus. Ils se rapprochent plutôt des résultats obtenus, en 1893, par Schöndorff (116) au laboratoire de Pflüger.

Ce physiologiste distingué faisait, comme on sait, circuler du sang de même provenance à travers les organes survivants des animaux. Parmi ceux-ci, les uns avaient été abondamment nourris, les autres avaient été laissés en inanition. Dosant alors l'urée dont s'était enrichi le sang pendant le passage à travers les organes, il observa que, dans le cas des animaux en inanition, la teneur du sang en urée n'augmenta pas, tandis que, chez les autres, le sang se chargea de quantités sensibles d'urée.

Ces expériences amenèrent Schöndorff à la loi suivante de la nutrition azotée :

Le degré de la décomposition des albuminoïdes dans l'organisme ne dépend pas de la richesse en albumine du « courant nutritif intermédiaire », mais de l'état antérieur de nutrition des cellules et des tissus.

Or, comme, dans nos expériences, l'effet produit par l'acide anhydro-oxyméthylène-diphosphorique était justement plus intense là où la nutrition antérieure de l'organisme était en état plus parfait, nous croyons être autorisés à admettre que cet effet consistait essentiellement en une *excitation de la nutrition normale des cellules.*

Chez le tuberculeux émacié, cette excitation n'a pu se manifester par une exagération de l'azote excrété, pour la même raison qui avait empêché Schöndorff d'observer la formation de l'urée dans le sang lancé à travers les organes des animaux en inanition.

L'excitation des échanges nutritifs a pour conséquences immédiates, à l'encontre de la désassimilation pathologique, une augmentation de l'appétit et une sensation de bien-être. Si, au lieu de se tenir au régime fixe, comme dans nos expériences, on laisse l'individu examiné s'alimenter à son gré, on reconnaît facilement que la quantité d'aliments ingérés devient plus considérable, sous l'influence de la médication phosphorée.

L'élévation du poids, l'augmentation des forces mesurées au dynamomètre, l'amélioration de l'état du sang sont les résultats que nous avons le plus souvent observés dans de nombreux cas pathologiques, où nous avons administré les sels de l'acide anhydro-oxyméthylène-diphosphorique.

En un mot, il ne nous semble pas douteux que les composés phospho-organiques d'origine alimentaire représentent de véritables *excitateurs des échanges nutritifs de la cellule.* Ce sont les modificateurs de la nutrition les plus puissants que le médecin ait jamais eus à sa disposition.

Certes, les effets produits par la médication phosphorée n'ont pas toujours répondu à ce qu'on était en droit d'en attendre. Mais la faute est moins à la médication, en soi, qu'au choix peu rationnel de préparations inactives ou à l'administration de quantités trop faibles de substances, très actives à des doses mieux appropriées.

Il nous reste à nous demander si l'excitation de la nutrition générale de l'organisme est le but unique des échanges phosphorés physiologiques ou si ces derniers ont encore une autre signification.

Nos données expérimentales ne nous permettent pas, pour l'instant, d'aborder utilement cette question, et nous ne voudrions pas avoir recours aux hypothèses là où l'expérimentation directe pourrait intervenir avec succès.

En tout cas, la voie que nous avons suivie jusqu'ici nous paraît capable de nous conduire encore plus loin dans l'étude-de ce problème important de physiologie générale.

BIBLIOGRAPHIE

(1) Horbaczewski I., *Allgemeine Wiener med. Zeitung*, 1892. — (2) Germain Sée, *Bull. de l'Acad. de méd.*, Séance du 9 mai 1893, p. 502. — (3) Robin A., *ibid.*, Séance du 24 avril 1894; *Bull. gén. de thérapeutique*, t. CXXVIII, p. 393. — (4) Sandmeyer W., *Zeitsch. f. physiol. Ch.*, t. XXI, p. 87. — (5) Kossel A., *Monatssch. f. Geburthsh. u. Gyn.*, t. I, 1895, p. 175. — (6) Gumlich G., *Zeitsch. f. physiol., Ch.*, t. XVIII, p. 508. — (7) Popoff, P., *ibid.*, p. 533. — (8) Danilewsky A., *C. r. de l'Ac. d. Sc.*, t. CXXI, p. 1167; t. CXXIII, p. 193. — (9) Schoerges C., *Pharm. Centralhalle f. Deutschland*, t. XXIV, p. 1. — (10) Michel Ch., *L'obstétrique*, t. V, 1900, p. 252. — (11) Camerer W., *Zeitsch. f. Biologie*, t. XXXIX, 1900, p. 137. — (12) C. v. Voit, *Hermann's Handbuch der Physiol.*, t. VI, 1881, p. 80. — (13) Bergmann, *Arch. f. exp. Path. u. Pharm.*, t. XLVII, p. 77. — (14) Luciani L., *Fisiologia del Diguino. Publ. de R. Inst. in Firenze*, 1889. — (15) Munk J., *Virchow's Arch.*, t. CXXXI, 1893, supplément, p. 169. — (16) Keller A., *Z. f. physiol. Ch.*, t. XXIX, p. 146. — (17) Bidder u. Schmidt, *Die Verdaungssäfte u. der Stoffwechsel*. Mittau u. Leipzig, 1852, p. 296. — (18) Zuelzer W., *Virchow's Arch.*, t. LXVI, p. 233, 282. — (19) Schulz u. Mainzer, *Z. f. physiol. Ch.*, t. XXXII, p. 268. — (20) Weiske H., *Z. f. Biologie*, t. VII, p. 179, 333. — (21) Forster I., *Ibid.*, t. IX, p. 297. — (22) Gobley M., *Journal de pharm. et de chimie*, série III, t. IX, XI, XII, XVII, XIX, XXI et XXX, 1846-1856. — (23) Strecker A., *Ann. d. Ch. u. Pharm.*, t. CXLVIII, 1868; p. 77. — (24) Hammarsten O., *Z. f. physiol., Ch.*, t. XXXVI, p. 525. — (25) Liebreich O., *Ann. d. Ch. u. Pharm.*, t. CXXXIV, 1865, p. 29. — (26) Freytag F., *Z. f. physiol. Ch.*, t. XVII, p. 431. — (27) Lilienfeld L., *ibid.*, t. XVIII, p. 474. — (28) Drechsel E., *J. f. prakt. Ch. N. F.*, t. XXXIII, p. 425. — (29) Baldi D., *Du Bois Arch.*, 1887, supplément, p. 100. — (30) Jacobsen A., *Centralbl. f. Physiol.*, 1892, p. 368. — (31) Liebig. J., *Ann. d. Ch. u. Pharm.*, t. LXII, p. 317. — (32) Haiser F., *Monatshefte f. Ch.*, t. XVI, 1895, p. 190. — (33) Siegfried M., *Mitth. d. Königl. Sächs. Akad.*, Juli 1893; *Z. f. physiol. Ch.*, t. XXI, p. 360. — (34) Kutscher F., *ibid.*, t. XXVI, p. 110; t. XXXVIII, p. 11. — (35) Miescher F., *Hoppe-Seyler's med. Chem. Unters.*, 1869, p. 441. — (36) Plósz P., *ibid.*, p. 461. — (37) Hoppe-Seyler, *Ibid.*, p. 500. — (38) Miescher F., *Verh. d. naturf. Gesel. zu Basel*, t. VI, 1874, p. 138. — (39) Kossel A., *Z. f. physiol. Ch.*, t. III, p. 284; t. V, p. 152, 267; t. VI, p. 422, etc. — (40) Altmann R., *Arch. f. Anat. u. Physiol.* (physiol. Abth.), 1889, p. 524. — (41) Schmiedeberg O., *Arch. f. exp. Path. u. Pharmak.*, t. XLIII, p. 57. — (42) Herlant L., *ibid.*, t. XLIV, p. 148. — (43) Kossel A. u. Neumann A., *Ber. d. d. Chem. Ges.*, t. XXVII, p. 2215. — (44) Bang I., *Z. f. physiol. Ch.*, t. XXVI, 1898, p. 133. — (45) Osborne Th. und Harris, *ibid.*, t. XXXVI, 1902, p. 85. — (46) Salkowski E., *ibid.*, t. XXXII, 1901, p. 245. — (47) Walter G., *ibid.*, t. XV, p. 477. — (48) Baumstark F., *ibid.*, t. IX, p. 144. — (49) Schmiedeberg O., *Arch. f. exp. Path. u. Pharmak.*, t. XXXVI, p. 100. — (50) Valenciennes et Fremy, *C. r. Ac. des Sc.*, t. XLI, 1855, p. 736. — (51) Astaschevsky, *Z. f. physiol. Ch.*, t. IV, p. 402. — (52) Paquelin et Jolly, *France médicale*, 1875, p. 595. — (53) Favre P., *C. r. Ac. des Sc.*, t. XXXV, 1852, p. 721. — (54) Bischoff E., *Z. f. Biologie*, t. III, 1867, p. 309. — (55) Keller A., *Z. f. Klin. Med.*, t. XXXVI, p. 49. — (56) Steinitz F., *Pflüger's Arch.*, t. LXXII, 1898, p. 75. — (57) Zadik H. *Ibid.*,

t. LXXVII, p. 1. — (58) Engelmann Th., *Arch. f. An. Physiol. u. wiss. Med.*, 187, p. 14. — (59) Speck C., *Arch. f. exper. Path. u. Pharm.*, t. XV, p. 95. — (60) North W., *Brit. med. journ.*, 1884, p. 112. — (61) Preysz K., *Ungar. Arch. f. Medizin.*, t. I, 1892, p. 38. — (62) Klug F. und Olsavszky V., *Pflüger's Arch.*, t. LIV, 1893, p. 21. — (63) Nemser G., *Arch. des sc. biol. de St-Pétersbourg*, t. VI, 1899, p. 221. — (64) Oertel M., *Z. f. physiol. Ch.*, t. XXVI, p. 123. — (65) Sotnitschevsky. *ibid.*, t. IV, p. 214. — (66) Lépine R., *C. r. Soc. Biol.*, 1882, p. 622; 1884, p. 499. — (67) Rockwood C.-W., *Du Bois Archiv.* 1895, p. 1. — (68) Weyl und Zeitler, *Z. f. physiol. Ch.*, t. VI, p. 557. — (69) Macleod, *ibid.*, t. XXVIII, p. 535. — (70) Krüger F., *Z. f. Biologie*, t. XXXI, p. 1100. — (71) Teissier L., thèse de Paris, 1876, p. 152. — (72) Bunge G., *Cours de chimie biologique*, Paris, 1891, p. 221-224. — (73) Gossmann H., thèse d'Erlangen, 1898. — (74) Breed D., *Ann. d. Ch. u. Pharm.*, t. LXXVIII, 1851, p. 150. — (75) Mosler, thèse Giessen, 1853. — (76) Hammond, *Amer. Journ of med. Sciences*, Apr. 1856. — (77) Byasson H., *Journ. de l'anat. et de la physiol.*, t. VI, 1869, p. 557. — (78) Mendel E., *Arch. f. Psychiatrie u. Nervenkr.*, t. III, 1872, p. 636. — (79) Von Dann, *De Phosphorzunz-Uitscheidung by den Menschen*, Leiden, 1880. — (80) Liebermann L., *Pflüger's Arch.*, t. L, 1891, p. 57. — (81) Daremberg G., thèse Paris, 1876. — (82) Michel Ch., *L'obstérique*, 1897, p. 518. — (83) Dosé par Wróblewski A., thèse Bern, 1894, p. 32. — (84) Stoklasa l., *Z. f. physiol., Ch.*, t. XXIII, 1897, p. 343. — (85) Wittmack K., *ibid.*, t. XXII, p. 567; Siegfried M., *ibid.*, t. XXII, p. 575. — (86) Dosage du phosphore de Hammarsten O., *Ibid.*, t. VII, 1883, p. 269. — (87) Bunge G., *Ibid.*, t. IX, 1884, p. 49. — (88) Liebermann L., *Pflüger's Archiv.*, t. XLIII, 1888, p. 71. — (89) Diakonow C., *Centralbl. f. d. med. Wiss.*, 1867, p. 674; *Weyl und Zeitler (l. c.)*. — (90) Siegfried, Macleod *(l. c.)*. — (91) Pekelharing C.-A., *Z. f. physiol. Ch.*, t. XXII, 1896, p. 245. — (92) Töpler. *Jahresbericht. f. Agriculturch.*, 1861-1862, p. 57. — (93) Ritthausen. *Die Eiweisskörper der Getreide arten.*, etc. Bonn, 1872. — (94) Pfeffer W. *Pringsheim's Jahrb.*, t. VIII, p. 475. — (95) Wiman, *Maly's Jahresber.*, t. XXVII, p. 21. — (96) Schulze E. und Steiger E., *Z. f. physiol., Ch.*, t. XIII, 1889, p. 365; Schulze E. und Frankfurt S. *Landw. Versuchst.*, t. XLIII, 1893, p. 307. — (97) Rongger. *ibid.*, 1898, p. 89. — (98) Chossat. *C. r. Ac. Sc.*, t. XIV, 1842, p. 451. — (99) Sanson. *Gazette hebdomadaire*, 1874, p. 241. — (100) Boussingault. *Ann. de chimie et de physique*, t. XVI, 1846. — (101) Bókai A., *Z. f. physiol. Ch.*, t. I, 1877, p. 157. — (102) Hasebrock K., *ibid.*, t. XII, 1887, p. 148. — (103) Stassano et Billon. *C. r. Soc. Biol.*, 1903, séance du 4 avril, p. 482. — (104) Wildenow C., thèse Bern, 1893. — (105) Salkowski E., *Centralbl. f. med. Wiss.*, 1893, nos 23 et 28. — (106) W. v. Moraczewski, *Z. f. physiol. Ch.*, t. XX, 1894, p. 28. — (107) Sebelien I., *ibid.*, t. XX, p. 443. — (108) Weintraud W., *Berl. Klin. Woch.*, 1895, p. 404. — (109) Umber F., *Z. f. klin. Med.*, t. XXIX, 1896, p. 174. — (110) Mayer. *Deutsche med. Woch.*, 1896. — (111) Loewi O., *Arch. f. exper. Path. u. Pharmak.*, t. XLIV, 1900, p. 1; t. XLV, 1901, p. 157. — (112) Storch. *Den acute Phosphorforgiftung*, Kupenhagen, 1865, cité d'après Zuelzer *(l. c.)*. — (113) de Stella H., *Arch. de pharmacodynamie*, t. III, 1897, p. 351. — (114) Minkowski O., *Arch. f. experim. Path. u. Pharmak.*, t. XLI, 1898, p. 375. — (115) Burian und Schur. *Pflüger's Arch.*, t. LXXX, 1900, p. 241. — (116) Schöndorff B. *Pflüger's Arch.*, t. LIV, 1893, p. 420. — (117) Milroy T.-H., *Z. f. physiol. Ch.*, t. XXII, 1896, p. 307.

MASSON & CIE, ÉDITEURS

LIBRAIRES DE L'ACADÉMIE DE MÉDECINE

120, boulevard Saint-Germain, Paris (VIe ARR.)

Pr. n° 3. — Monographies cliniques.

RÉCENTES PUBLICATIONS MÉDICALES [1]

Novembre 1903.

La Pratique
Dermatologique

Traité de Dermatologie appliquée

PUBLIÉ SOUS LA DIRECTION DE MM.

ERNEST BESNIER, L. BROCQ, L. JACQUET

PAR MM.

AUDRY, BALZER, BARBE, BAROZZI, BARTHÉLEMY, BÉNARD, ERNEST BESNIER
BODIN, BRAULT, BROCQ, DE BRUN, COURTOIS-SUFFIT, DU CASTEL
J. DARIER, DÉHU, DOMINICI, W. DUBREUILH, HUDELO, L. JACQUET
JEANSELME, J.-B. LAFFITTE, LENGLET, LEREDDE, MERKLEN
PERRIN, RAYNAUD, RIST, SABOURAUD, M. SÉE, G. THIBIERGE, VEYRIÈRES.

*4 volumes richement cartonnés toile, illustrés de figures en noir et de planches
en couleurs. En souscription jusqu'à la publication du Tome IV . . .* **150** *fr.*
Chaque volume sera vendu séparément.

TOME I. — 1 vol., avec 230 fig. en noir et 24 planches en coul. **36** fr.

Anatomie et Physiologie de la Peau. — Pathologie générale de la Peau. — Symptomatologie générale des Dermatoses. — Acanthosis nigricans. — Acnés. — Actino-
mycose. — Adénomes. — Alopécies. — Anesthésie locale. — Balanites. — Bouton
d'Orient. — Brûlures. — Charbon. — Classifications dermatologiques. — Dermatites
polymorphes douloureuses. — Dermatophytes. — Dermatozoaires. — Dermites
infantiles simples. — Ecthyma.

TOME II. — 1 vol., avec 168 fig. en noir et 21 planches en coul. **40** fr.

Eczéma. — Electricité. — Elephantiasis. — Epithéliomes. — Eruptions artificielles.
— Erythème. — Erythrasma. — Erythrodermes. — Favus. — Folliculites. — Furon-
culose. — Gale. — Gangrène cutanée. — Gerçures. — Greffe. — Hématodermites
— Herpès. — Hydroa vacciniforme. — Ichtyose. — Impétigo. — Kératodermie
symétrique. — Kératose pilaire — Langue.

TOME III. — 1 vol., avec 201 fig. en noir et 19 planches en coul. **40** fr.

Lèpre — Lichen. — Lupus. — Lymphadénie cutanée. — Lymphangiome. — Madura
(Pied de). — Mélanodermies. — Milium et Pseudo-Milium. — Molluscum contagio-
sum. — Morve et Farcin. — Mycosis fongoïde. — Nævi. — Nodosités cutanées. —
Œdème. — Ongles. — Maladie de Paget. — Papillomes. — Pelade. — Pellagre. —
Pemphigus. — Perlèche. — Phtiriase. — Pian. — Pityriasis, etc.

TOME IV. — 1 vol. avec nombr. fig. en noir et planches en coul.

Poils. — Prurigo. — Prurit. — Psoriasis. — Psorospermose. — Purpura. — Rhino-
sclérome. — Sarcomes. — Sclérodermie. — Séborrhée. — Séborrhéides. — Sensibi-
lité. — Sudorales (Glandes). — Tatouages. — Trichophytie. — Trophonévroses. —
Tuberculides. — Tuberculoses. — Tumeurs. — Ulcères. — Urticaire. — Verge-
tures. — Verrues. — Vitiligo. — Xanthomes. — Xeroderma. — Zona.

---

[1] *La librairie Masson et Cie envoie gratuitement et franco sur demande les catalogues suivants :*
Catalogue général. — Catalogues de l'Encyclopédie scientifique des Aide-Mémoire :
I. Section de l'ingénieur. — II. Section du biologiste. — Catalogues des ouvrages d'ensei-
gnement.

Traité d'Anatomie Humaine

PUBLIÉ SOUS LA DIRECTION DE

P. POIRIER   et   A. CHARPY

Professeur d'anatomie à la Faculté
de médecine de Paris
Chirurgien des hôpitaux

Professeur d'anatomie
à la Faculté de médecine
de Toulouse

AVEC LA COLLABORATION DE

O. AMOËDO — A. BRANCA — CANNIEU — B. CUNÉO — G. DELAMARE
Paul DELBET — P. FREDET — GLANTENAY — A. GOSSET
P. JACQUES — TH. JONNESCO — E. LAGUESSE — L. MANOUVRIER
A. NICOLAS — P. NOBÉCOURT — O. PASTEAU — M. PICOU
A. PRENANT — H. RIEFFEL — CH. SIMON — A. SOULIÉ

5 vol. grand in-8° avec figures noires et en couleurs

ÉTAT DE LA PUBLICATION (Novembre 1903)

Tome I. — **Embryologie.** Notions d'embryologie. Ostéologie. Considérations générales. Des membres. Squelette du tronc. Squelette de la tête. Arthrologie. Développement des articulations. Structure. Articulations des membres. Articulations du tronc. Articulations de la tête. (*Deuxième édition, entièrement refondue*). Un volume grand in-8°, avec 807 figures. . . . . **20** fr.
Tome II. — 1er Fascicule : **Myologie.** Embryologie. Histologie. Peauciers et aponévroses. (*Deuxième édition, entièrement refondue*). Un volume grand in-8°, avec 331 figures. . **12** fr.
2° Fascicule : **Angéiologie.** (Cœur et Artères.) Histologie. (*Deuxième édition, entièrement refondue*). Un volume grand in-8°, avec 150 figures. . . . . **8** fr.
3° Fascicule : **Angéiologie.** Capillaires. Veines. (*Deuxième édition, revue*). Un volume grand in-8°, avec 83 figures. . . . . . . **6** fr.
4° Fascicule : **Les Lymphatiques.** Un volume grand in-8° avec 117 figures. . . . . . **8** fr.
Tome III. — 1er Fascicule : **Système nerveux.** Méninges. Moelle. Encéphale. Embryologie. Histologie. (*Deuxième édition, entièrement refondue.*) Un volume grand in-8°, avec 265 figures. . . . . **10** fr.

2° Fascicule : **Système nerveux.** Encéphale. (*Deuxième édition, entièrement refondue*). Un volume grand in-8°, avec 131 figures. **10** fr.
3° Fascicule : **Système nerveux.** Les Nerfs. Nerfs crâniens. Nerfs rachidiens. Un volume grand in-8°, avec 205 figures. . . . . **12** fr.
Tome IV. — 1er Fascicule : **Tube digestif.** Développement. Bouche. Pharynx. Œsophage. Estomac. Intestins. (*Deuxième édition, entièrement refondue*). Un volume grand in-8°, avec 201 figures. . . . . **12** fr.
2° Fascicule : **Appareil respiratoire.** Larynx. Trachée. Poumons. Plèvre. Thyroïde. Thymus. (*Deuxième édition, revue*). Un volume grand in-8°, avec 121 figures. . . . . **6** fr.
3° Fascicule : **Annexes du tube digestif.** Dents. Glandes salivaires. Foie. Voies biliaires. Pancréas. Rate. Péritoine. Un volume grand in-8° avec 361 figures en noir et en couleurs. . . . . **16** fr.
Tome V. — 1er Fascicule : **Organes génitaux-urinaires.** Un volume grand in-8°, avec 431 figures. . . . . **20** fr.
2° Fascicule : **Les Organes des sens.** (Sous presse.)

COMMENTAIRE ADMINISTRATIF ET TECHNIQUE
de la Loi du 15 Février 1902

RELATIVE A LA

Protection de la Santé Publique

PAR MM.

Le Dr A.-J. MARTIN   ET   **Albert BLUZET**

Inspecteur général de l'Assainissement
Chef des services techniques du Bureau d'Hygiène
de la Ville de Paris

Docteur en Droit
Rédacteur principal au Bureau de l'Hygiène
au Ministère de l'Intérieur

Un volume in-8 de 480 pages, avec une table alphabétique. Broché . . . . . **7** fr. **50**
Cartonné toile. . . . **8** fr. **50**

Traité
de Physiologie

PAR

J.-P. MORAT | **Maurice DOYON**
PROFESSEUR A L'UNIVERSITÉ DE LYON | PROFESSEUR AGRÉGÉ A LA FACULTÉ DE MÉDECINE DE LYON

5 volumes grand in-8°, avec figures dans le texte. En souscription. **55** *fr.*

I. Fonctions élémentaires. — II. Fonctions d'innervation. — III. Fonctions de nutrition. — Circulation; calorification. — IV. Fonctions de nutrition (*suite*). — Digestion; respiration; excrétion. — V. Fonctions de relation. — Fonctions de reproduction.

Novembre 1903. *Volumes publiés :*

II. — **Fonctions d'innervation**, par J.-P. MORAT. 1 vol. grand in-8°, avec 263 figures en noir et en couleurs . . . . **15** fr.

III. — **Fonctions de nutrition**. — Circulation, par M. DOYON; Calorification, par J.-P. MORAT. 1 vol. gr. in-8°, avec 173 fig. en noir et en couleurs. . . . **12** fr.

IV. — **Fonctions de nutrition** (*suite et fin*). — Respiration; excrétion, par J.-P. MORAT; Digestion; absorption, par M. DOYON. 1 vol. gr. in-8°, avec 167 grav. en noir et en couleurs . . . . **12** fr.

SOUS PRESSE :
Tome I : Fonctions élémentaires

Vient de paraître :

Traité élémentaire
de Clinique Thérapeutique

Par le Dr Gaston **LYON**
Ancien chef de clinique médicale à la Faculté de médecine de Paris.

CINQUIÈME ÉDITION REVUE ET AUGMENTÉE

1 vol. grand in-8° de 1654 pages. Relié peau . . . . **25** fr.

Vient de paraître :

Formulaire Thérapeutique

PAR MM.

G. LYON | **P. LOISEAU**
Ancien interne des hôpitaux | Ancien interne des hôpitaux
Ancien chef de clinique à la Faculté | Ancien préparateur
de médecine | à l'École supérieure de Pharmacie

AVEC LA COLLABORATION DE
E. LACAILLE
Assistant à la Clinique médicale de la Faculté de l'Hôtel-Dieu

DEUXIÈME ÉDITION REVUE

1 vol. in-18 tiré sur papier indien très mince, relié maroquin souple. . . . **6** *fr.*

CHARCOT — BOUCHARD — BRISSAUD

BABINSKI — BALLET — P. BLOCQ — BOIX — BRAULT — CHANTEMESSE — CHARRIN
CHAUFFARD — COURTOIS-SUFFIT — DUTIL — GILBERT — GUIGNARD — L. GUINON
GEORGES GUINON — HALLION — LAMY — LE GENDRE — MARFAN
MARIE — MATHIEU — NETTER — ŒTTINGER — ANDRÉ PETIT
RICHARDIÈRE — ROGER — RUAULT — SOUQUES — THOINOT
THIBIERGE — TOLLEMER — FERNAND WIDAL

TRAITÉ DE MÉDECINE

DEUXIÈME ÉDITION
(Entièrement refondue)

PUBLIÉE SOUS LA DIRECTION DE MM.

BOUCHARD | **BRISSAUD**
Professeur à la Faculté de médecine de Paris | Professeur à la Faculté de médecine de Paris
Membre de l'Institut. | Médecin de l'hôpital St-Antoine.

10 volumes grand in-8°, avec figures dans le texte
En Souscription (Avril 1903) . . . . **150 francs.**

TOME Ier — 1 vol. grand in-8° de 845 pages, avec figures dans le texte : **16 fr.**

Les bactéries, par L. GUIGNARD. — *Pathologie générale infectieuse,* par A. CHARRIN. — *Troubles et maladies de la nutrition,* par PAUL LE GENDRE. — *Maladies infectieuses communes à l'homme et aux animaux,* par G.-H. ROGER.

TOME II — 1 vol. grand in-8° de 896 pages, avec figures dans le texte : **16 fr.**

Fièvre typhoïde, par A. CHANTEMESSE. — *Maladies infectieuses,* par F. WIDAL. — *Typhus exanthématique,* par L.-H. THOINOT. — *Fièvres éruptives,* par L. GUINON. — *Erysipèle,* par E. BOIX. — *Diphtérie,* par A. RUAULT. — *Rhumatisme articulaire aigu,* par ŒTTINGER. — *Scorbut,* par TOLLEMER.

TOME III — 1 vol. grand in-8° de 702 pages, avec figures dans le texte : **16 fr.**

Maladies cutanées, par G. THIBIERGE. — *Maladies vénériennes,* par G. THIBIERGE. — *Maladies du sang,* par A. GILBERT. — *Intoxications,* par H. RICHARDIÈRE.

TOME IV — 1 vol. grand in-8° de 680 pages, avec figures dans le texte : **16 fr.**

Maladies de l'estomac, par A. MATHIEU. — *Maladies du pancréas,* par A. MATHIEU. — *Maladies de l'intestin,* par COURTOIS-SUFFIT. — *Maladies du péritoine,* par COURTOIS-SUFFIT. — *Maladies de la bouche et du pharynx,* par A. RUAULT.

TOME V — 1 vol. grand in-8° de 914 pages, avec figures en noir et en couleurs dans le texte : **18 fr.**

Maladies du foie et des voies biliaires, par A. CHAUFFARD. — *Maladies du rein et des capsules surrénales,* par A. BRAULT. — *Pathologie des organes hématopoïétiques et des glandes vasculaires sanguines, moelle osseuse, rate, ganglions, thyroïde, thymus,* par G.-H. ROGER.

TOME VI — 1 vol. grand in-8° de 612 pages, avec figures dans le texte : **14 fr.**

Maladies du nez et du larynx, par A. RUAULT. — *Asthme*, par E. BRIS-SAUD. — *Coqueluche*, par P. LE GENDRE. — *Maladies des bronches*, par A.-B. MARFAN. — *Troubles de la circulation pulmonaire*, par A.-B. MARFAN. — *Maladies aiguës du poumon*, par NETTER.

TOME VII — 1 vol. grand in-8° de 550 pages, avec figures dans le texte : **14 fr.**

Maladies chroniques du poumon, par A.-B. MARFAN. — *Phtisie pulmo-naire*, par A.-B. MARFAN. — *Maladies de la plèvre*, par NETTER. — *Maladies du médiastin*, par A.-B. MARFAN.

TOME VIII — 1 vol. grand in-8° de 580 pages, avec figures dans le texte : **14 fr.**

Maladies du cœur, par M. ANDRÉ PETIT. — *Maladies des vaisseaux san-guins*, par ŒTTINGER.

POUR PARAITRE PROCHAINEMENT :

TOMES IX et X
Maladies du système nerveux.

Traité

DE

Technique Opératoire

PAR

CH. MONOD

PROFESSEUR AGRÉGÉ A LA FACULTÉ DE MÉDECINE DE PARIS
CHIRURGIEN DE L'HOPITAL SAINT-ANTOINE, MEMBRE DE L'ACADÉMIE DE MÉDECINE

ET

J. VANVERTS

ANCIEN INTERNE LAURÉAT DES HOPITAUX DE PARIS
CHEF DE CLINIQUE A LA FACULTÉ DE MÉDECINE DE LILLE

2 forts volumes grand in-8°, formant ensemble 1960 *pages et illustrés de* 1908 *figures dans le texte.* **40 fr.**

Les Tumeurs du Rein

PAR MM.

J. ALBARRAN	L. IMBERT
Professeur agrégé	Professeur agrégé
à la Faculté de médecine de Paris.	à la Faculté de médecine de Montpellier

1 vol. gr. in-8°, avec 106 fig. dans le texte en noir et en couleurs. **20 fr.**

Traité de
Pathologie générale

PUBLIÉ PAR

CH. BOUCHARD
MEMBRE DE L'INSTITUT
PROFESSEUR DE PATHOLOGIE GÉNÉRALE A LA FACULTÉ DE MÉDECINE DE PARIS

SECRÉTAIRE DE LA RÉDACTION

G.-H. ROGER
Professeur agrégé à la Faculté de médecine de Paris, Médecin des hôpitaux.

COLLABORATEURS :

MM. Arnozan — d'Arsonval — Benni — P. Bezançon — R. Blanchard — Boinet — Boulay — Bourcy — Brun — Cadiot — Chabrié — Chantemesse — Charrin — Chauffard — J. Courmont — Déjerine — Pierre Delbet — Devic — Ducamp — Mathias Duval — Féré — Gaucher — Gilbert — Gley — Gouget — Guignard — Louis Guinon — J.-F. Guyon — Hallé — Hénocque — Hugounenq — M. Labbé — Lambling — Landouzy — Laveran — Lebreton — Le Gendre — Lejars — Le Noir — Lermoyez — Lesné — Letulle — Lubet-Barbon — Marfan — Mayor — Menetrier — Netter — Pierret — Ravaut — G.-H. Roger — Gabriel Roux — Ruffer — Sicard — Raymond Tripier — Vuillemin — Fernand Widal.

6 volumes grand in-8°, avec figures dans le texte : **126** fr.

TOME I
1 vol. de 1018 pages avec figures dans le texte : **18** fr.

Introduction à l'étude de la pathologie générale. — Pathologie comparée de l'homme et des animaux. — Considérations générales sur les maladies des végétaux. — Pathogénie générale de l'embryon. Tératogénie. — L'hérédité et la pathologie générale. — Prédisposition et immunité. — La fatigue et le surmenage. — Les Agents mécaniques. — Les Agents physiques. Chaleur. Froid. Lumière. Pression atmosphérique. Son. — Les Agents physiques. L'énergie électrique et la matière vivante. — Les Agents chimiques. Les caustiques. — Les intoxications.

TOME II
1 vol. de 940 pages avec figures dans le texte : **18** fr.

L'Infection. — Notions générales de morphologie bactériologique. — Notions de chimie bactériologique. — Les microbes pathogènes. — Le sol, l'eau et l'air, agents des maladies infectieuses. — Des maladies épidémiques. — Sur les parasites des tumeurs épithéliales malignes. — Les parasites.

TOME III
1 vol. de 1400 pages, avec figures, publié en deux fascicules : **28** francs.

Fasc. I. — Notions générales sur la nutrition à l'état normal. — Les troubles préalables de la nutrition. — Les réactions nerveuses. — Les processus pathogéniques de deuxième ordre. — Fasc. II. — Considérations préliminaires sur la physiologie et l'anatomie pathologiques. — De la fièvre. — L'hypothermie. — Mécanisme physiologique des troubles vasculaires. — Les désordres de la circulation dans les maladies. — Thrombose et embolie. — De l'inflammation. — Anatomie pathologique générale des lésions inflammatoires. — Les altérations anatomiques non inflammatoires. — Les tumeurs.

TOME IV

1 vol. de 719 pages avec figures dans le texte : **16 fr.**

Évolution des maladies. — Sémiologie du sang. — Spectroscopie du sang. Sémiologie.
— Sémiologie du cœur et des vaisseaux. — Sémiologie du nez et du pharynx nasal.
— Sémiologie du larynx. — Sémiologie des voies respiratoires. — Sémiologie générale du tube digestif.

TOME V

1 vol. de 1180 pages in-8°, avec nombreuses figures dans le texte : **28 fr.**

Sémiologie du foie. — Pancréas. — Analyse chimique des urines. — Analyse microscopique des urines (Histo-bactériologie). — Le rein, l'urine et l'organisme. — Sémiologie des organes génitaux. — Sémiologie du système nerveux.

TOME VI

1 vol. de 935 pages : **18 fr.**

Les troubles de l'intelligence. — Sémiologie de la peau. — Sémiologie de l'appareil visuel. — Sémiologie de l'appareil auditif. — Considérations générales sur le diagnostic et le pronostic. — Diagnostic des maladies infectieuses par les méthodes de laboratoire. — La diazoréaction d'Ehrlich. — Valeur de la formule hémoleucocytaire dans les maladies infectieuses. — Cyto-diagnostic des épanchements séro-fibrineux et du liquide céphalo-rachidien — Ponction lombaire. — Applications cliniques de la cryoscopie. — L'épreuve du vésicatoire. — De l'élimination provoquée comme méthode de diagnostic. — Les rayons de Rœntgen et leurs applications médicales. — Thérapeutique générale. — Hygiène.

TRAITÉ des MALADIES DE L'ENFANCE

Deuxième Édition, revue et augmentée

PUBLIÉE SOUS LA DIRECTION DE MM.

J. GRANCHER	J. COMBY
Professeur à la Faculté de Paris	Médecin
Membre de l'Académie de Médecine	de l'Hôpital des Enfants-Malades

5 volumes grand in-8° avec figures dans le texte. *En souscription*. **100 fr.**

TOME I. — 1 volume grand in-8° de 1060 pages, avec figures : **22 fr.**
Préface. — Chapitre premier : **Physiologie et Hygiène de l'Enfance.** — Chapitre II : **Maladies infectieuses.** — Chapitre III : **Maladies générales de la nutrition.** — Chapitre IV : **Intoxications**, par J. COMBY.

TOME II. — 1 fort volume grand in-8°, avec figures (*Sous presse*).

Manuel de Pathologie externe, par MM. RECLUS,

KIRMISSON, PEYROT, BOUILLY, professeurs agrégés à la Faculté de médecine de Paris, chirurgiens des hôpitaux. *Septième Édition entièrement refondue et illustrée de nombreuses figures.* 4 volumes in-8°. . . . . **40** fr.

Chaque volume est vendu séparément. . . . . **10** fr.

Cours de Dermatologie exotique, par

E. JEANSELME, professeur agrégé à la Faculté de médecine de Paris, médecin des hôpitaux. 1 volume in-8°, avec 5 cartes et 108 figures en noir et en couleurs. . . . . **10** fr.

Précis d'Histologie, par Mathias DUVAL, professeur

d'histologie à la Faculté de médecine de Paris, membre de l'Académie de médecine. *Deuxième édition, revue et augmentée.* 1 fort volume grand in-8° de 1020 pages, avec 427 figures dans le texte. . **18** fr.

Précis de Manuel opératoire, par L.-H.

FARABEUF, professeur à la Faculté de médecine de Paris, membre de l'Académie de médecine. *Nouvelle édition.* 1 volume in-8°, avec 799 figures dans le texte. . . . . **16** fr.

L'Anesthésie localisée par la Cocaïne,

par le Dʳ **Paul RECLUS**, professeur agrégé à la Faculté de médecine de Paris, chirurgien de l'hôpital Laënnec, membre de l'Académie de médecine. 1 vol. petit in-8°, avec 59 figures dans le texte. . . **4** fr.

Traité d'Hygiène, par A. PROUST, professeur d'hygiène

de la Faculté de médecine de Paris, membre de l'Académie de médecine. *Troisième édition, revue et considérablement augmentée,* avec la collaboration de **A. NETTER**, professeur agrégé, et **H. BOURGES**, chef du laboratoire d'hygiène à la Faculté de médecine. 1 vol. in-8°, avec figures et cartes dans le texte, publié en 2 fascicules. En souscription. . . . . **18** fr.

Les Tics et leur Traitement par Henry MEIGE et

E. FEINDEL. Préface de M. le professeur **BRISSAUD**. 1 vol. in-8° de 640 pages. . . . . **6** fr.

Les Maladies microbiennes des Ani-

maux, par **Ed. NOCARD**, professeur à l'École d'Alfort, et **E. LE-CLAINCHE**, professeur à l'École de Toulouse. *Troisième édition, entièrement refondue et considérablement augmentée.* 2 volumes grand in-8°. . . . . **22** fr.

Les Maladies infectieuses, par G.-H. ROGER, pro-

fesseur agrégé à la Faculté de médecine de Paris, médecin de l'hôpital de la porte d'Aubervilliers, membre de la Société de Biologie. 1 vol. in-8° de 1520 pages publié en 2 fascicules avec figures dans le texte. . . . . **28** fr.

Bibliothèque Diamant

DES

Sciences médicales et biologiques

A L'USAGE DES ÉTUDIANTS ET DES PRATICIENS

Cette Collection est publiée dans le format in-16 raisin, avec nombreuses figures dans le texte, cartonnage à l'anglaise, tranches rouges.

DERNIERS VOLUMES PUBLIÉS

ARTHUS. — **Éléments de Chimie physiologique,** par Maurice Arthus, chef du laboratoire à l'Institut Pasteur de Lille. *Quatrième édition, revue et corrigée.* 1 vol., avec figures . . . . **5** fr.

— **Éléments de Physiologie,** par Maurice Arthus. 1 vol. avec fig. **8** fr.

BARD. — **Précis d'Anatomie pathologique,** par M. L. Bard, professeur à la Faculté de médecine de Lyon, médecin de l'Hôtel-Dieu. *Deuxième édition, revue et augmentée.* 1 vol. avec 125 figures. . . . . **7** fr. **50**

BERLIOZ. — **Manuel de Thérapeutique,** par le Dr F. Berlioz, professeur à l'Université de Grenoble, directeur du bureau d'hygiène et de l'Institut sérothérapique, avec une Préface du professeur Bouchard, membre de l'Institut. *Quatrième édition, revue et augmentée.* 1 vol. . . . **6** fr.

— **Précis de Bactériologie médicale,** par F. Berlioz, avec une préface du professeur Landouzy. 1 vol. avec figures. . . . . **6** fr.

BROCA. — **Précis de chirurgie cérébrale,** par A. Broca, chirurgien de l'hôpital Tenon, professeur agrégé à la Faculté de médecine. 1 vol., avec figures. . . . . **6** fr.

DIEULAFOY. — **Manuel de Pathologie interne,** par le professeur G. Dieulafoy, membre de l'Académie de médecine. *Quatorzième édition entièrement refondue et augmentée.* 4 vol., avec figures en noir et en couleurs. . . . . **32** fr.

LAUNOIS. — **Manuel d'Anatomie microscopique et d'Histologie,** par M. P.-E. Launois, professeur agrégé à la Faculté de médecine, médecin des hôpitaux. Préface de M. le professeur Mathias Duval. *Deuxième édition entièrement refondue.* 1 vol., avec 261 figures . . . . . **8** fr.

RUDAUX. — **Précis élémentaire d'Anatomie, de Physiologie et de Pathologie,** par P. Rudaux, ancien chef de clinique à la Faculté de médecine de Paris, avec préface, par M. Ribemont-Dessaignes, professeur agrégé à la Faculté de Paris. 1 vol. avec 462 figures . . . **8** fr.

SPILLMANN et HAUSHALTER. — **Manuel de Diagnostic médical et d'Exploration clinique,** par P. Spillmann, professeur de clinique médicale à la Faculté de médecine de Nancy, et P. Haushalter, professeur agrégé. *Quatrième édition entièrement refondue.* 1 vol., avec 89 figures . . . . **6** fr.

THOINOT et MASSELIN. — **Précis de Microbie.** *Technique et microbes pathogènes,* par M. le Dr L.-H. Thoinot, professeur à la Faculté de médecine de Paris, médecin des hôpitaux, et E.-J. Masselin, médecin-vétérinaire. Ouvrage couronné par la Faculté de médecine (Prix Jeunesse). *Quatrième édition entièrement refondue.* 1 vol., avec figures en noir et en couleurs . . . . **8** fr.

WURTZ. — **Précis de Bactériologie clinique,** par M. le Dr R. Wurtz, professeur agrégé à la Faculté de médecine de Paris, médecin des hôpitaux. *Deuxième édition, revue et augmentée,* avec tableaux synoptiques et figures dans le texte. 1 volume. . . . . **6** fr.

BIBLIOTHÈQUE
d'Hygiène thérapeutique

DIRIGÉE PAR

Le Professeur PROUST

Membre de l'Académie de médecine, Médecin de l'Hôtel-Dieu
Inspecteur général des Services sanitaires.

Chaque ouvrage forme un volume in-16, cartonné toile, tranches rouges,
et est vendu séparément : **4 fr.**

Chacun des volumes de cette collection n'est consacré qu'à une seule maladie ou à un seul groupe de maladies. Grâce à leur format, ils sont d'un maniement commode. D'un autre côté, en accordant un volume spécial à chacun des grands sujets d'hygiène thérapeutique, il a été facile de donner à leur développement toute l'étendue nécessaire.

L'hygiène thérapeutique s'appuie directement sur la pathogénie; elle doit en être la conclusion logique et naturelle. La genèse des maladies sera donc étudiée tout d'abord. On se préoccupera moins d'être absolument complet que d'être clair. On ne cherchera pas à tracer un historique savant, à faire preuve de brillante érudition, à encombrer le texte de citations bibliographiques. On s'efforcera de n'exposer que les données importantes de pathogénie et d'hygiène thérapeutique et à les mettre en lumière.

VOLUMES PARUS :

L'Hygiène du Goutteux, par le Professeur PROUST et A. MATHIEU, médecin de l'hôpital Andral.

L'Hygiène de l'Obèse, par le Professeur PROUST et A. MATHIEU.

L'Hygiène des Asthmatiques, par E. BRISSAUD, professeur à la Faculté de Paris, médecin de l'hôpital Saint-Antoine.

L'Hygiène du Syphilitique, par H. BOURGES, préparateur au laboratoire d'hygiène de la Faculté de médecine.

Hygiène et Thérapeutique thermales, par G. DELFAU, ancien interne des hôpitaux de Paris.

Les Cures thermales, par G. DELFAU, ancien interne des hôpitaux.

L'Hygiène du Neurasthénique (*Deuxième édition*) par le Professeur PROUST et G. BALLET, professeur agrégé, médecin des hôpitaux de Paris.

L'Hygiène des Albuminuriques, par le Dr SPRINGER, chef du laboratoire de la Faculté de médecine à l'hôpital de la Charité.

L'Hygiène des Tuberculeux, par le Dr CHUQUET, ancien interne des hôpitaux de Paris, médecin consultant à Cannes, avec une préface du Dr DAREMBERG, correspondant de l'Académie de médecine.

Hygiène et Thérapeutique des Maladies de la Bouche, par le Dr CRUET, dentiste des hôpitaux de Paris, avec une préface du Professeur LANNELONGUE, membre de l'Institut.

L'Hygiène des Diabétiques, par le Professeur PROUST et A. MATHIEU, médecin de l'hôpital Andral.

L'Hygiène des Maladies du Cœur, par le Dr VAQUEZ, professeur agrégé à la Faculté de médecine de Paris, médecin des hôpitaux, avec une préface du Professeur POTAIN, membre de l'Institut.

L'Hygiène du Dyspeptique, par le Dr LINOSSIER, professeur agrégé à la Faculté de médecine de Lyon, membre correspondant de l'Académie de médecine, médecin à Vichy.

Hygiène thérapeutique des Maladies des Fosses nasales, par MM. les Drs LUBET-BARBON et R. SARREMONE.

Journal de Physiologie
et de Pathologie générale

PUBLIÉ PAR

MM. BOUCHARD ET CHAUVEAU

Comité de Rédaction : MM. J. COURMONT, E. GLEY, P. TEISSIER

Le **Journal de Physiologie et de Pathologie générale** paraît tous les deux mois dans le format grand in-8°, avec planches et figures dans le texte.

Chaque numéro, de 200 pages environ, contient, outre les mémoires originaux, un index bibliographique de 3o à 4o pages comprenant l'analyse sommaire des travaux français et étrangers de physiologie et de pathologie générale.

L'année forme un volume de 1200 pages environ.

PRIX DE L'ABONNEMENT : Paris : **28** francs. — France et Union postale : **30** francs.

Archives de Médecine Expérimentale
et d'Anatomie pathologique

Fondées par J.-M. CHARCOT

Publiées par MM. GRANCHER, JOFFROY, LÉPINE

Secrétaires de la Rédaction : CH. ACHARD, R. WURTZ

Les **Archives de Médecine expérimentale** sont un recueil de mémoires originaux consacrés à la médecine scientifique. Eclairer la clinique par les recherches de laboratoire, tel est leur but. Toutes les méthodes scientifiques capables de contribuer aux progrès de la médecine, toutes les recherches de laboratoire susceptibles d'application à la clinique ont leurs places marquées dans cette publication. Aussi la diversité des sujets traités est-elle très grande. La part principale est attribuée à la microbiologie ainsi qu'à la pathologie expérimentale et à l'anatomie pathologique. En outre, une place est également réservée à la chimie biologique et à la thérapeutique expérimentale. Cette publication compte parmi ses collaborateurs de nombreux savants français et étrangers, et son succès n'a cessé de s'affirmer depuis les dix années écoulées à partir de sa fondation.

Paraissant par fascicules tous les deux mois, les **Archives de Médecine expérimentale** forment chaque année un volume d'environ 8oo pages, illustré de figures dans le texte, et de planches hors texte en noir et en couleurs.

Prix de l'Abonnement annuel :

PARIS, **24** francs. — DÉPARTEMENTS, **25** francs. — UNION POSTALE, **26** francs.

Nouvelle Publication

Bulletin de l'Institut Pasteur

REVUES et ANALYSES

DES TRAVAUX DE MICROBIOLOGIE, MÉDECINE, BIOLOGIE GÉNÉRALE, PHYSIOLOGIE, CHIMIE BIOLOGIQUE

dans leurs rapports avec la BACTÉRIOLOGIE

COMITÉ DE RÉDACTION :

G. BERTRAND — A. BESREDKA — A. BORREL — C. DELEZENNE
A. MARIE — F. MESNIL

de l'Institut Pasteur de Paris

Le **Bulletin** paraît deux fois par mois en fascicules grand in-8°, d'environ 5o pages.

ABONNEMENT ANNUEL : PARIS, **22** fr. — DÉPARTEMENTS et UNION POSTALE, **24** fr.

Encyclopédie Scientifique

des Aide-Mémoire

PUBLIÉE SOUS LA DIRECTION DE

H. LÉAUTÉ
Membre de l'Institut

Au 1ᵉʳ Novembre 1903, 330 VOLUMES publiés

Chaque ouvrage forme 1 volume petit in-8°, vendu :

Broché . . . . . . **2 fr. 50** | Cartonné toile. . . . . **3 fr.**

Derniers volumes parus dans la section du **Biologiste** *:*

Photothérapie, La Lumière, agent biologique et thérapeutique. par A. Chatin, préparateur chef adjoint du Laboratoire d'Electrothérapie à l'hôpital Saint-Louis et M. Carle, ancien chef de clinique des maladies cutanées à la Faculté de médecine de Lyon.

Moustiques et Maladies infectieuses, Guide pratique pour l'étude des moustiques, par les Drs Edmond et Etienne Sergent, de l'Institut Pasteur de Paris, avec une préface du Dr E. Roux.

Le liquide céphalo-rachidien. Ponction lombaire et cavité sous-arachnoïdienne, par J.-A. Sicard, chef de clinique à la Salpêtrière.

L'énergie de croissance et les lécithines dans les décoctions végétales, par M. le Dr Springer.

Les épanchements pleuraux liquides, par P. Le Damany, professeur à l'Ecole de médecine de Rennes.

L'Oxyde de carbone (Hygiène expérimentale), par N. Gréhant, professeur au Muséum.

L'Insuffisance surrénale, par E. Sergent, ancien interne, médaille d'or des Hôpitaux, et L. Bernard, chef de clinique adjoint à la Faculté.

L'Alcoolisme et la Lutte contre l'Alcool en France, par le Dr Romme, préparateur à la Faculté de médecine de Paris.

La Lutte sociale contre la Tuberculose, par le Dr Romme.

La Rage, par le Dr Auguste Marie, directeur de l'Institut antirabique de Constantinople, ancien Interne des Hôpitaux de Paris, avec une préface de M. le Dr E. Roux, membre de l'Institut, sous-directeur de l'Institut Pasteur.

L'Insuffisance hépatique, par A. Gouget, médecin des hôpitaux.

Maladies des Organes respiratoires : Méthode d'exploration ; signes physiques, par le Dr Léon Faisans, médecin de l'hôpital de la Pitié. 2ᵉ *édition.*

Examen et Séméiotique du Cœur : Signes physiques, par le Dr Pierre Merklen, médecin de l'hôpital Saint-Antoine. 2ᵉ *édition.*

Aliénés méconnus et condamnés, par les Drs F. Pactet, médecin en chef de l'Asile de Villejuif et Henri Colin, médecin des Asiles de la Seine et de l'Asile d'aliénés criminels de Gaillon. 2 vol. I. *Les aliénés devant la justice.* — II. *Les aliénés dans les prisons.*

Technique bactériologique, par R. Wurtz, professeur agrégé, médecin des hôpitaux de Paris. 2ᵉ *édition, revue et augmentée.*

Maladies des Voies urinaires, par P. Bazy, chirurgien des hôpitaux. 2ᵉ *édition.* 4 vol.

La Péritonite tuberculeuse, par le Dr G. Maurange.

L'Analyse biologique des Eaux potables, par le Dr J. Gasser.

Notions de Laryngoscopie utiles aux médecins, par J.-F. Collet.

Précis élémentaire de Dermatologie en 5 volumes, par L. Brocq, médecin des hôpitaux, et L. Jacquet, ancien interne de Saint-Louis. 2ᵉ *édition.*

Les Poisons de l'Organisme, par A. Charrin, professeur agrégé, médecin des hôpitaux, directeur adjoint du laboratoire de Pathologie générale, assistant au Collège de France. 3 vol.

La Syphilis, par le Dr Vouzelle, ancien interne des hôpitaux. I. *Chancre et syphilis secondaire.* — II. *Syphilis tertiaire.*

Dysenterie aiguë et chronique, par A. Galliot, médecin en chef résident à l'hôpital maritime Saint-Mandrier de Toulon. 2 vol. I. *Symptomatologie, Traitement, Prophylaxie.* — II. *Etiologie, Bactériologie, Anatomie pathologique.*

Les Catalogues spéciaux de l'Encyclopédie Léauté (Section du Biologiste. Section de l'Ingénieur) sont envoyés sur demande.

51492. — Imprimerie Lahure, 9, rue de Fleurus, à Paris.

9 782013 556590